Krebsangst

Gerhard Leibold

Krebsangst

und Krebs behandeln

Mit einem Vorwort von
Prof. Dr. med. Friedrich Douwes

FALKEN

Zum Thema »Natur und Medizin« sind im FALKEN Verlag vom selben Autor zahlreiche Bücher erschienen.
Fragen Sie Ihren Buchhändler!

Grundlage des vorliegenden Buches ist das Material der Film-Serie »Natur und Medizin« der Colorama-Filmproduktion Klaus Werner & Uschi Madeisky, Frankfurt/M.

Wer sich zum Thema Krebs weiter informieren möchte, wende sich an die:

»Gesellschaft für Biologische Krebsabwehr«
Tel. 06221/161525
Hauptstraße 27
Postfach 102549

6900 Heidelberg

ISBN 3 8068 0839 2

Umschlaggestaltung: Zembsch' Werkstatt, München
Titelfoto: Gesellschaft zur Förderung des Natur- und Umweltschutzes, Borenden/Horst Reinecke

Satz: LibroSatz, Kriftel bei Frankfurt
Druck: Wiesbadener Graphische Betriebe GmbH, Wiesbaden

06083986X 817 2635 44

Inhalt

Geleitwort

Als dem ZDF vor zwei Jahren der Vorschlag gemacht wurde, eine Sendereihe über Naturheilkunde zu produzieren, war es eigentlich nur eine Frage der Sendezeit, um diesen Vorschlag in das Programm aufzunehmen. Die Gesundheitsinformation hat im ZDF eine Tradition, die in die früheste Zeit des Senders zurückreicht. Dieses Thema aber erforderte eher eine Serienproduktion, und deswegen wurde sie ins »Bildungsprogramm« übernommen, d. h. in den Bereich der einzigen Redaktion des ZDF, die für Dokumentationen über Serientermine verfügt.
Das Thema ist vielfach der Anlaß, eine Kontroverse auszutragen zwischen der »Schulmedizin« und anderen Heilpraktiken, die seit ewigen Zeiten von Generation zu Generation weitergegeben wurden, als Hausrezepte der Großmütter, als Spruchweisheiten, als Erfahrungsschatz von Kräuterweiblein, als Volksbrauch, Mönchsweisheit etc., aber auch als Quacksalberei. Die Schulmedizin früherer Jahrhunderte hatte ein entspannteres Verhältnis zur Naturheilkunde. Lange Zeit sah sie ihre Hauptaufgabe darin, die alten Erfahrungen zu sammeln und zu systematisieren. Doch sie hatte ebenso gegen Scharlatanerie und Quacksalberei anzukämpfen. Auch die Ärzte unserer Großväter hatten wenig Bedenken, die alten Erfahrungen der Heilpraxis in ihre Behandlung einzubeziehen.
Die harte Frontstellung der »Schulmedizin« gegen die Naturheilkunde ist mehr eine Erscheinung unserer Zeit. Die strenge staatliche Aufsicht über den Gesundheitsdienst ist ohne Frage eine wichtige Errungenschaft des modernen Staates. Aber Staat bedeutet Macht und Macht bedeutet Lobby. Und wo Geld im Spiel ist, da ist die Lobby schnell besetzt und umkämpft. Und der, um den es eigentlich geht, hat in dieser Lobby kaum einen Platz, der Patient. Dabei kann es nur ein Ziel geben: die Gesundheit.
Natürlich kann man gereizte Reaktionen verstehen, wenn sich bei uns weite Bereiche des Gesundheitswesens mit großen Investitionen auf bestimmte Methoden festgelegt haben. Es gibt ja Industriezweige, die geneigt sind, den guten Gesundheitszustand der Bevölkerung am Ansteigen ihrer Umsatzkurven abzulesen. Da reizt es den Journalisten, die Absurdität aufzuzeigen, die in dem Versuch steckt, alle Zeitgenossen zu irgendwelchem Tablettenkonsum zu bewegen, alle irgendwie zu Patienten zu machen. Es reizt den Journalisten, laut auszusprechen, wenn Gesundheit an Medikamentenver-

brauch und Behandlungskosten gemessen und die wirkliche Gesundheit, die keiner Behandlung bedarf, als drohende Konjunkturflaute befürchtet wird. Ebenso reizt es den Journalisten, Scharlatanerie aufzudecken, davor zu warnen und die Menschen zu veranlassen, die Diagnose- und Therapieangebote der modernen Medizin in Anspruch zu nehmen. Es besteht weiß Gott ein Grund, zu warnen vor phantastischen Versprechungen und vor allzu naiver Gläubigkeit, die eine sachgerechte Behandlung verhindern. Im Augenblick scheint es aber wichtiger zu sein, Ausgleichsmöglichkeiten aufzuzeigen, Kombinierbarkeiten, Vereinbarkeiten, den Unsinn des »Entweder-Oder« darzulegen. Warum denn Entweder-Oder? »Wer heilt, hat Recht«. Vor hundert Jahren haben die Ärzte doch auch Schulmedizin mit Naturheilkunde verbunden; und in jedem Heilbad geschieht das bis zum heutigen Tag. Unsere Zuschauer sind in der Mehrzahl eher Patienten als Ärzte. Sie wollen keinen Gelehrtenstreit, sondern Übersicht und eine harmonische Behandlung.

Deswegen wurde der Titel formuliert: »Natur und Medizin«. Und da wir uns auf die Kontroverse nicht einlassen wollten – wir sind ja keine Mediziner – sind wir mit *unseren* Methoden an das Thema herangegangen: mit der Reportage. Die fünf Sendungen sind Reportagen aus fünf Häusern, Kliniken, Sanatorien, in denen approbierte Ärzte, also »Schulmediziner«, die Naturheilmethode kennen und sie voll und ganz in ihre Therapie einbezogen haben. Patienten und Ärzte berichten von ihren Erfahrungen.

Nun sind 30 Minuten Fernsehen zu wenig, um zu einem Thema alles zu sagen, was zu sagen wäre. Deswegen bin ich dem Autor dieses Buches Gerhard Leibold dankbar, daß er aus seiner Erfahrung und Fachkenntnis unsere Fernsehsendung ergänzt und so für den praktischen Gebrauch vervollständigt hat. Und ich bin dem Falken-Verlag dankbar, daß er in so kurzer Zeit dieses Buch hergestellt hat. Denn es zeigt sich immer wieder bei der Herstellung von Begleitbüchern zu Fernsehsendungen, wie schwierig es ist wegen der verschiedenen Produktionsweisen und Dispositionen, beides zu kombinieren und zum gleichen Zeitpunkt herauszubringen. Die Verlage geraten dabei häufig in Bedrängnis.

Aber gerade in diesem Fall braucht der Zuschauer ein Begleitbuch. Denn das steht fest: nicht der Arzt *produziert* die Gesundheit, sondern der Patient selbst muß sie *wiederherstellen* aus der Kraft »seiner Natur«. Der Arzt und die Medikamente können ihm dabei höchstens helfen.

Mainz, Oktober 1986 — Walther Schmandt

Vorwort

Sehr viele Bücher erschienen in der Vergangenheit zum Thema »Krebs». Das Thema ist aktuell und wird es wohl in Zukunft auch noch bleiben. In dem vorliegenden Buch versucht der Autor in leicht verständlicher Weise, Hilfe für die vielen, die an Krebs erkrankt sind, aber auch für diejenigen, die sich vor dieser Krankheit fürchten und sich vor ihr schützen möchten, anzubieten.

Zwar ist Krebs keine besondere Krankheit, dennoch anders und gefürchteter als die meisten Krankheiten. Sie wird als Bedrohung für die Existenz und das Wesen des Menschen empfunden. Eine mystische Scheu und Angst umgibt diese Krankheit – in unserem rationalen und aufgeklärten Zeitalter stärker noch als in früheren Jahrhunderten. Viele Menschen erwarten, gelenkt von Medien und allgemeiner Hoffnung, irgendeine Erfindung, ein Medikament, das diese gefürchtete Krankheit besiegen soll. Obwohl die gegenwärtig praktizierte Medizin schon eine Reihe beachtlicher Fortschritte und Erfolge aufzuweisen hat, hat sie zu keiner Konzeption gefunden, die der auf allen Ebenen des menschlichen Seins auftretenden Veränderung bei dieser Krankheit gerecht wird.

Stahl, Strahl und Chemotherapie sind die etablierten Therapieformen. Sie haben große Erfolge in der direkten Tumorbekämpfung hervorgebracht, allerdings belasten diese Therapien auch den Patienten teilweise stark. Sie führen zwar nicht nur zu einer körperlichen und psychischen Verletzung und Verstümmelung, sondern auch zu einer weiteren Unterdrückung des beim Krebspatienten ohnehin geschädigten Immunsystems. Da Krebs zu den Krankheiten gehört, deren Ursache wir nicht genau kennen, kann es bisher auch eine ursächliche Behandlung nicht geben. Die Therapie ist also immer symptomatisch, und die gewonnenen Ergebnisse sind empirisch. Die bisher praktizierte Therapie ist gegen den Tumor gerichtet, der Patient wird dabei meist außer acht gelassen. Vor genetischem, d. h. erblichem Hintergrund, kommen für die Krebsentstehung die unterschiedlichsten Einflüsse in Betracht. Vom Umweltgift, über Strahlung, Genußgiften und Ernährung bis hin zu viralen Ursachen. Es ist immer ein vielfältiges und vielschichtiges Geschehen, das dieser Krankheit zugrunde liegt, und daher ist sie auch immer komplex zu behandeln. Dies wird häufig nicht so gesehen. Für eine naturwissenschaftliche Betrachtung ist die Abstraktion notwendig, ein

kranker Mensch muß gleichsam aufgespalten werden in den Menschen und seine Krankheit, die man behandelt. Aus dieser Aufspaltung resultiert auch die Frage, ob Krebs eine Lokal- oder Allgemeinkrankheit ist. Diese Frage ist jedoch ebenso zu beantworten wie die Frage, ob Schnupfen eine Erkrankung der Nase ist. Wohl kaum! Der von uns sichtbar und tastbare Krebsknoten ist nicht die Krankheit, sondern nur ein Symptom, gleichsam die Spitze des Eisberges. Es ist daher unvollständig, nur diese Spitze zu behandeln. Eine ganzheitliche Betrachtungsweise dagegen berücksichtigt neben der individuellen biologischen Besonderheit eines jeden einzelnen vor allem psychische Gesichtspunkte. Es geht dabei um die Wechselwirkung zwischen den verschiedenen Ebenen, auf denen der Mensch zu gleicher Zeit existiert. Jeder Mensch hat zugleich eine körperliche, psychische und spirituelle Existenz, ohne daß auch nur eine dieser Ebenen als wesentlicher oder wichtiger anzusehen ist.
Der Autor dieses Buches versucht dies in seinen Ausführungen zu berücksichtigen und eine Darstellung zu geben, die es möglich machen soll, diese Krankheit in ihrer körperlichen und seelisch-sozialen Dimension samt ihrer gesellschaftlichen und ökonomischen Auswirkung besser zu verstehen. Das Buch gibt nicht nur Informationen über die Krebskrankheiten und ihre Vielschichtigkeit, sondern auch Hinweise, welche Möglichkeiten bestehen, Eigenverantwortlichkeit zu entwickeln und die Selbstheilungskräfte des Körpers zu stärken. Es wird auf Behandlungsverfahren, Nachsorgeprobleme ebenso wie auf Ernährungsprobleme und biologische Behandlungsverfahren eingegangen. Der Buchautor macht keinen Hehl daraus, in welchem Lager er steht. Das Buch ist deshalb auch kein Lehrbuch, sondern eher der Versuch, ein besseres Verständnis für diese Krankheit zu wecken. Es soll und kann nicht das ärztliche Gespräch ersetzen, will auch keine Behandlungsarten besonders bewerten, sondern es will helfen, bei allen Interessierten ein besseres Verständnis für die Krebskrankheit zu wecken.

Prof. Dr. med.
Friedrich Douwes

Was ist das – Krebs?

Nach der Diagnose einer Geschwulst befällt viele Menschen panische Angst, Hoffnungslosigkeit und die Vorstellung vom baldigen qualvollen Tod. Solche Reaktionen beruhen zum Teil auf ungenügendem Wissen über die Krebskrankheiten. Beileibe nicht jede Geschwulst ist bösartig, vielmehr bestehen bei den meisten Menschen gutartige Geschwülste. Dazu gehören zum Beispiel harmlose Warzen und Muttermale, verschiedene Fett-, Muskel- und Bindegewebsgeschwülste, der Kropf, Myome der Gebärmutter und mit Flüssigkeit gefüllte Zysten, die bevorzugt an den Eierstöcken auftreten. Sie wachsen zwar auch schon ungeregelt, dringen aber nur selten in die Umgebung ein und werden häufig abgekapselt. Wirklich gefährlich sind sie nur in Ausnahmefällen, wenn sie zum Beispiel auf lebenswichtige Organe drükken, den Darm oder die Ausführungsgänge von Drüsen verstopfen oder zu Blutungen führen; zuweilen können sie später auch krebsig entarten.
Aber auch bei bösartigen Geschwülsten besteht kein Grund zu Hoffnungslosigkeit und Verzweiflung, die maßgeblich mit dazu beitragen können, daß eine Krebskrankheit tödlich endet. Manche Krebsforscher gehen heute davon aus, daß wir alle regelmäßig krebsähnlich entartete Zellen bilden, was bei den unendlich vielen Zellteilungen auch nicht verwundert. Der Körper verfügt über Abwehrkräfte, um sie sofort unschädlich zu machen, ehe sich ein Tumor entwickelt. Erst bei Schwächung der Abwehr und bestimmten anderen Voraussetzungen entsteht eine bösartige Geschwulst. Wenn die Abwehr gestärkt und die günstigen Bedingungen für die Krebsentwicklung beseitigt werden, kann auch Krebs geheilt werden.

Kennzeichen bösartiger Geschwülste

Bösartige Tumoren zeichnen sich durch mehrere typische Merkmale aus. Dazu gehören hauptsächlich hemmungsloses Wachstum und Veränderungen des Zellstoffwechsels. Außerdem neigen viele Tumoren dazu, Tochterzellen in den Körper auszustreuen, und geben Stoffwechselprodukte ab, die auch gesunde Zellen schädigen. Der Tod des Krebskranken wird häufig nicht durch den Ersttumor, sondern durch die Tochtergeschwülste und Stoffwechselgifte verursacht.

Entgleisung des Zellwachstums

Normalerweise teilen sich die Körperzellen nach einem bestimmten Plan in geordneter Weise. Aber schon das Wachstum gutartiger Geschwülste verläuft nicht mehr streng nach diesem natürlichen Bauplan, sondern erfolgt zum Teil ungeregelt. Immerhin richten sie sich aber noch innerhalb bestimmter Grenzen nach den Bedürfnissen des übrigen Körpers.
Ganz anders verhält sich die Krebszelle. Sie kümmert sich überhaupt nicht mehr um den Bauplan des Gesamtorganismus, sondern teilt sich hemmungslos und dringt dabei in die gesunden Gewebsstrukturen ein. Dieses invasive (infiltrative) Wachstum gehört zu den typischen Merkmalen einer Krebszelle.
Allerdings erfolgt das zerstörerische Wachstum nicht bei allen Krebstumoren gleich schnell. Manche wuchern nur langsam, andere sehr rasch in die gesunde Umgebung hinein. Welche Schädigungen in der Zelle dem invasiven Wachstum vorangehen müssen, konnte bisher noch nicht endgültig geklärt werden. Wahrscheinlich liegt eine Veränderung jener Zellstrukturen zugrunde, die alle Informationen zum geregelten Zellwachstum enthalten. Darauf kommen wir später bei der Informationstheorie zur Krebsentstehung noch zurück.

Veränderungen des Zellstoffwechsels

Als weitere typische Eigenart der Krebszelle besteht eine abnorme Veränderung ihres Zellstoffwechsels. Gesunde Zellen benötigen für ihre Funktionen Sauerstoff, der ihnen mit dem Blut zugeführt wird. Bei der Krebszelle wird die Verwertung des Sauerstoffs behindert. Sie schaltet deshalb auf einen Notstoffwechsel durch Gärungsprozesse um, der ohne Sauerstoff auskommt. Diese Eigenschaft der Krebszellen wurde erstmals von dem Nobelpreisträger Professor Warburg nachgewiesen und inzwischen mehrfach bestätigt, unter anderem durch den bekannten Krebsforscher Dr. Seeger und den amerikanischen Professor Burk.
Der Gärungsstoffwechsel ist unter anderem auch für einfache Hefezellen typisch. Als vor Jahrmillionen die ersten primitiven Lebensformen auf der Erde entstanden, deckten sie ihren Energiebedarf wahrscheinlich auch durch Gärungsvorgänge, weil in der Atmosphäre noch kein Sauerstoff vorhanden war. Deshalb bedeutet der Gärungsstoffwechsel der Krebszelle den Rückfall in eine primitive Lebensform, die eine Erstickung der in der Sauerstoffverwertung behinderten Zelle vermeidet. Nach heutiger Auffassung kennzeichnet der Übergang zum Gärungsstoffwechsel den letzten Schritt

der Zellentartung und ist zugleich ein Hauptmerkmal aller Tumorzellen. Darüber hinaus neigen auch die roten Blutkörperchen, die für den Sauerstofftransport zuständig sind, bei Krebs zur Gärung. Die Stoffwechselstörung betrifft also den gesamten Organismus, ein weiterer Beweis dafür, daß Krebs nicht als örtliche Krankheit verstanden werden darf.
Es gibt verschiedene Ursachen für den Übergang normaler Zellen in Krebszellen. Unter anderem gehören dazu Bewegungsmangel, Nikotinmißbrauch, Umweltgifte, welche die Sauerstoffverwertung blockieren, und nicht zuletzt die falsche Ernährung, der es an Vitalstoffen mangelt.

Aussaat von Tochterzellen

Einzelne Zellen des Ersttumors können sich lösen und werden in den Körper geschwemmt. Wenn die körpereigenen Abwehrfunktionen sie nicht rechtzeitig vernichten können, entstehen daraus Tochtergeschwülste (Metastasen). Deshalb kommt der Tumornachsorge auch im Anschluß an eine erfolgreiche Therapie des Ersttumors so große Bedeutung zu, denn häufig werden nicht alle Krebszellen vernichtet.
Nach ihrer Ausbreitung unterscheidet man die folgenden Metastasen:

- *Lymphmetastasen,* die über die Lymphbahnen verschleppt werden; da das Wachstum bösartiger Tumoren (vor allem der Karzinome) bevorzugt über die Lymphgefäße erfolgt, kommen diese Tochtergeschwülste häufig vor.
- *Blutmetastasen,* die durch Aussaat der Tochterzellen über die Blutbahn entstehen, sobald ein Tumor in kleine Blutgefäße durchgebrochen ist; dazu kommt es bevorzugt bei Sarkomen.
- *Kontakt-(Abklatsch-)metastasen,* die durch Kontakt des Tumors mit anderen Körperflächen entstehen; typisches Beispiel ist das Karzinom an einer Magenwand, das durch Berührung mit der anderen Magenwand auf diese übertragen wird.
- *Implantationsmetastasen,* die durch Aussaat von Tochterzellen vor allem in Körperhöhlen entstehen, beispielsweise bei Magen- oder Darmkrebs, der zu zahlreichen Metastasen des Bauchfells führen kann.
- *Impfmetastasen,* die durch Ausstreuung von Tochterzellen nach diagnostischen Eingriffen, Operationen und ähnlichen Maßnahmen entstehen.

Abhängig davon, wo die Metastasen auftreten, unterteilt man folgende Gruppen:

- *Örtliche Metastasen* in der nahen Umgebung des Ersttumors;
- *Regionäre Metastasen* in den nächsten Lymphknoten, die zum betroffenen Organ gehören (beim Brustkrebs der Frau zum Beispiel in die Lymphknoten der Achselhöhle);
- *Fernmetastasen,* die in weiterer Entfernung vom Sitz des Ersttumors auftreten.

Da die Metastasierung zum Teil von den anatomischen Verhältnissen der Blut- und Lymphbahnen abhängig ist, folgt sie oft gewissen Gesetzmäßigkeiten. So neigen Magen- und Darmkrebs beispielsweise zur Aussaat von Tochterzellen in die Leber, Schilddrüsen- und Prostatakrebs in die Knochen. Leber und Lungen wirken überdies als eine Art Filter für Krebszellen und werden deshalb allgemein häufiger von Metastasen befallen.

Ausschüttung schädlicher Stoffwechselprodukte

Bei jedem Stoffwechselvorgang entstehen in der Zelle Stoffe, die ausgeschieden werden müssen. Der gesunde Organismus ist darauf eingerichtet, die Stoffwechselprodukte unschädlich zu machen, die im normalen Zellstoffwechsel mit Sauerstoff anfallen. Beim primitiven Gärungsstoffwechsel der Krebszelle fallen aber verschiedene Stoffwechselprodukte an, die nicht ohne weiteres unschädlich gemacht und ausgeschieden werden können. Sie greifen auf die gesunden Zellen über und blockieren auch deren Sauerstoffverwertung, so daß sie zugrunde gehen und nur die Krebszellen überleben. Im fortgeschrittenen Stadium der Krebskrankheit wird der gesamte Organismus oft förmlich von diesen Giftstoffen überschwemmt, was den Tod herbeiführen kann.

Auch beim Zerfall von Krebstumoren, vor allem im Verlauf der Strahlentherapie, droht die Ausschüttung solcher Gifte, mit denen gesunde Zellen nicht mehr fertig werden.

Hinzu kommt noch, daß bei praktisch allen Krebskranken mehr oder minder ausgeprägte Störungen der normalen Darmflora vorliegen. Dadurch entstehen Fäulnis- und andere Giftstoffe, die gesunde Körperzellen und vor allem die »Entgiftungszentrale« Leber überfordern. Auch dadurch wird die Krebsentstehung und -ausbreitung begünstigt.

Die Überlastung des gesamten Körpers durch Gifte aus den Krebszellen selbst und aus dem Darm gehört zu den schwerwiegendsten Folgen der Krebskrankheit. Bei der schulmedizinischen Vorsorge und Therapie wird sie vielfach vernachlässigt, beim ganzheitsmedizinischen Konzept dagegen spielt die Beseitigung der Giftbelastung eine herausragende Rolle.

Hauptgruppen des Krebses

Nach dem Ursprungsgewebe unterscheidet man zwei Hauptgruppen bösartiger Geschwülste: *Karzinome* und *Sarkome*. Außerdem kennen wir Blut- und Lymphkrebsformen. Diese Unterscheidung ist für die Ganzheitsmedizin nicht so wichtig, weil sie Krebs nicht als örtlich begrenzte Krankheit versteht. Trotzdem wollen wir diese Gruppen kurz vorstellen.

Karzinome – Sarkome

Der Begriff Karzinom stammt aus dem Griechischen und wurde von Hippokrates zunächst für nichtheilende Geschwüre verwendet; später verstand man dann den Krebs der Brustdrüse darunter. Heute umfaßt der Oberbegriff Karzinom alle bösartigen Tumoren, die von Deckzellen (Epithelzellen) der Haut und Schleimhaut oder von Drüsenzellen ausgehen. Dabei unterscheidet man nach verschiedenen Kriterien folgende Formen:

- Nach dem *Zelltyp* Plattenepithelkarzinome (Haut, Schleimhaut der Atem-, Verdauungs-, Harnwege und des Muttermunds) und Zylinderzellkarzinome (Bronchien, Magen, Darm, Gallenblase, Gebärmutter).
- Nach den *Eigenschaften* Adenokarzinome mit Schleimbildung und Gallertkrebs (zum Beispiel in den Brüsten); verhornendes Plattenepithelkarzinom (vor allem Haut, Rachen, Kehlkopf, Speiseröhre, Muttermund); verkalkendes Karzinom (zum Beispiel an den Eierstöcken) und zystisch-papilläres Karzinom (häufig an den Eierstöcken).
- Nach dem *Anteil des gefäßführenden Bindegewebes (Stroma) und Epithels (Krebsparenchym)* im Tumor die Formen Carcinoma simplex mit ungefähr gleichem Epithel- und Stromaanteil, Carcinoma medulla überwiegend mit Krebsparenchym und Carcinoma scirrhosum mit vorwiegendem Stromaanteil.

Karzinome breiten sich durch direktes Wachstum in die Umgebung und durch Aussaat von Tochterzellen bevorzugt über die Blut- und Lymphbahnen aus; ferner sind Implantations- und Kontaktmetastasen möglich.
Im Gegensatz zum Karzinom geht das Sarkom (Fleischgeschwulst) aus dem Bindegewebe hervor. Die Zellen dieser meist besonders bösartigen Geschwülste entsprechen in ihrer Art den Bindegewebszellen, vermehren sich aber hemmungslos.
Nach dem Aufbau unterscheidet man folgende Sarkomformen:

- *Chondrosarkome* aus Knorpelgewebe, die häufig Rippen, Beckenknochen und die langen Röhrenknochen der Glieder betreffen;
- *Hämangiosarkome.* die von den Blutgefäßen ausgehen;
- *Hautsarkome,* die von der Haut selbst ausgehen oder durch das Einwachsen tiefer gelegener Sarkome und durch Fernmetastasen aus anderen Körpergebieten in der Haut entstehen; sie können die Größe einer Walnuß erreichen.
- *Liposarkome,* bösartige Entartungen einer Fettgeschwulst, die hauptsächlich vom Fettgewebe der Bauchhöhle ausgehen;
- *Myosarkome,* bösartig entartete Muskelgeschwülste;
- *Neurosarkome,* die vom Nervengewebe ausgehen;
- *Osteosarkome,* die vom Knochen ausgehen, und *Osteoidsarkome* mit Neigung eines Sarkoms zur Verknöcherung;
- *Zylindrome,* d. h. Sarkome, die bevorzugt die Speichel- und Schleimdrüsen der Mundhöhle, zum Teil auch der Luftröhre und großen Bronchien betreffen; außerdem können sie als »Turbantumoren« auch am behaarten Kopf entstehen;
- *Kaposi-Sarkome,* eine seltene Form, die in letzter Zeit als Folge der erworbenen Immunschwächekrankheit AIDS Schlagzeilen machte; dabei treten blaurote, von Blutungen durchsetzte Hautknoten auf, die meist symmetrisch angeordnet sind und bevorzugt am Hand- und Fußrücken beginnen; sie werden allmählich häufiger und können innere Organe befallen; die chronische Krankheit endet nach Jahren tödlich.

Außer Karzinomen und Sarkomen gibt es als seltene Mischform das Karzinosarkom. Diese bösartige Geschwulst enthält Karzinom- und Sarkomgewebe.
Die einzelnen Krebskrankheiten stellen wir später ausführlich vor (siehe Seite 52 ff.).

Blut- und Lymphkrebs

Im Bereich des Lymphsystems kann es zu chronischen, unterschiedlich bösartigen Geschwulstkrankheiten kommen, insbesondere zur *Lymphogranulomatose.* Die Wucherungen gehen meist von den Lymphknoten aus und bestehen aus verschiedenen Zellarten, die zu Zellhaufen (Granulome) angeordnet sind. In ihrem Zentrum befinden sich oft abgestorbene Zellen, außen wird die Geschwulst häufig durch eine Bindegewebskapsel begrenzt. Nach der Schwere unterscheidet man die Stadien Ia bis IVb; beim Stadium Ia sind nur ein bis zwei benachbarte Lymphknotengruppen befallen, beim sehr bösartigen, vierten Typ (Hodgkin-Sarkom) besteht ein allgemeiner Lymphknotenbefall mit Beteiligung innerer Organe, unter anderem der Leber, der Lungen, der Milz und des Knochenmarks.

Beim *Blutkrebs* bestehen krebsartige Wucherungen der Bildungsstätten der weißen Blutkörperchen im Knochenmark (myeloische Leukämie) oder in Lymphknoten und Milz (lymphatische Leukämie). Beide Formen können akut (häufiger bei Kindern) oder chronisch verlaufen. Meist steigt die Zahl der weißen Blutkörperchen im Blut extrem an, manchmal bleibt sie allerdings aus, und nur das Knochenmark ist mit Vorstufen weißer Blutkörperchen überfüllt. Sie verdrängen dann die Bildungsstätten für rote Blutkörperchen und Blutplättchen, so daß es zu Blutarmut und Gerinnungsstörungen kommt.

Obwohl die Zahl der auch für die Körperabwehr zuständigen weißen Blutkörperchen so stark erhöht ist, sind die Patienten anfällig für schwere Infektionskrankheiten. Die Abwehrzellen arbeiten nicht mehr richtig und können die Krankheitserreger nicht abwehren. Aus diesem Grund enden viele Infektionen tödlich.

Wissenschaftliche Theorien zur Krebsentstehung

Eine allgemeingültige Theorie zur Krebsentstehung, die alle Fragen beantwortet, gibt es bisher nicht. Manche Erkenntnisse lassen sich mit gesichertem Wissen nicht in Einklang bringen, andere werden nicht allgemein anerkannt, hier vor allem die Vorstellungen der Ganzheitsmedizin. Diese Unsicherheit beeinträchtigt natürlich auch die Entwicklung wirksamer Vorsorge- und Therapiekonzepte der offiziellen Krebsmedizin.
In diesem Kapitel wollen wir kurz die naturwissenschaftlichen Theorien zur Krebsentstehung beschreiben, soweit sie als einigermaßen gesichert gelten können. Auf die umfassenderen Vorstellungen der Ganzheitsmedizin kommen wir dann im nächsten Kapitel (siehe Seite 34 ff.) zurück.

Informationstheorie – die gemeinsame, übergeordnete Krebstheorie

Trotz ihrer Vielfalt ist allen möglichen Krebsfaktoren gemeinsam, daß sie die Entartung von Körperzellen in Gang bringen und dafür sorgen, daß sich das Wachstum der Geschwulst auch dann fortsetzt, wenn die äußeren Ursachen weggefallen sind. Auf Grund dieser Einsicht entwickelte man aus den verschiedenen einzelnen Theorien zur Krebsentstehung, die wir später noch vorstellen, die übergeordnete Informationstheorie der Krebsentwicklung.
Im Prinzip geht diese Theorie davon aus, daß sich gesunde Zellen nach einem vernünftigen Plan geordnet und kontrolliert teilen und dabei stets den Bauplan des ganzen Körpers berücksichtigen. Dieser Plan ist in ihren Erbinformationen enthalten. Erst wenn diese in jeder einzelnen Zelle vorhandenen Erbinformationen verändert werden, kommt es zum schrankenlosen zerstörerischen Wachstum ohne Rücksicht auf den Gesamtorganismus. Diese Abweichung von den Erbinformationen kann auf zwei Arten entstehen:

- *Irrtümer beim »Ablesen«* der Erbinformationen bei der Zellteilung;
- *Verfälschung der Erbinformationen* (Mutation), so daß sie den Befehl zum schrankenlosen Wachstum erteilen, der vorher nicht darin enthalten war.

Solche Störungen der Erbinformationen kennen wir nicht nur beim Krebs, sondern zum Beispiel auch bei Virusinfektionen. Die Viren bestehen vorwiegend aus Erbmaterial und zwingen nach dem Eindringen in den Zellkern ihre Wirtszelle entgegen der ursprünglich darin vorhandenen Erbinformationen, durch Teilung fortgesetzt Viren zu erzeugen.
Nach bisherigem Wissensstand scheint die Veränderung der Zellen in zwei Stufen abzulaufen. Zunächst wirken spezifische Krebsursachen auf die Erbinformationen ein und führen dazu, daß sie überhaupt zur schrankenlosen Wucherung fähig wird. Dazu gehören vor allem die verschiedenen krebsauslösenden Chemikalien (Karzinogene). Sie summieren sich im Lauf des Lebens, was mit erklärt, weshalb Krebs mit zunehmendem Alter häufiger auftritt.
Zur Bildung eines Krebstumors kommt es dann allerdings erst nach einer Ruhe- (Latenz-) phase, die jahre- bis jahrzehntelang dauert. Verkürzt wird sie durch andere Reize mit »Promotorwirkung«, zum Beispiel chronische Reizungen. Sie führen dazu, daß die durch spezifische Krebsursachen bereits ermöglichte ungehemmte Zellteilung in Gang kommt. Für sich allein erzeugen solche Faktoren aber (wahrscheinlich) keinen Tumor, am Anfang steht immer die Veränderung der Erbinformationen in den Zellen.
Die übergeordnete Informationstheorie zur Krebsentstehung beruht also hauptsächlich auf zwei Einzeltheorien – Reiz- und chemischer Theorie.

Chronische Reizungen und dauernde Fehlerneuerung der Gewebe

Die Theorien von der Krebsentstehung durch chronische Reizungen und dauernde Fehlerneuerung der Gewebe stehen teilweise miteinander in Zusammenhang. Sie fügen sich in die übergeordnete Informationstheorie ein, denn vor allem die chronischen Reizungen können dazu führen, daß vorgeschädigte Zellen schrankenlos zu wuchern beginnen.

Reiztheorie

Diese Vorstellung beruht auf der praktischen Erfahrung, daß häufige oder dauernde Reizung der Zellen schon nach kurzer Einwirkung zur vermehrten Zellteilung und nach längerer Zeit zur krebsigen Entartung an der betroffenen Stelle führen kann. Solche Reize entstehen häufig durch chronische Entzündungen und Geschwüre, Chemikalien, Hitze, Druck, aber auch durch körpereigene Absonderungen und Parasiten. Typische Beispiele dafür sind:

- *Magenkrebs* als Folge eines nicht ausheilenden Magengeschwürs oder einer chronische Magenschleimhautentzündung.
- *Krebs der Nieren, Harnblase oder Gallenblase* durch den ständigen Reiz bei Steinleiden dieser Organe.
- *Krebs bei hartnäckigen Unterschenkelgeschwüren* (offenes Bein).
- *Harnblasenkrebs* durch Bilharziose, einer Wurmkrankheit in Ägypten; die Wurmeier führen zu chronischer Blasenentzündung, die schließlich in Krebs übergehen kann.
- *Speiseröhrenkrebs* durch zu heiße Speisen und Getränke oder gewohnheitsmäßigen Konsum »harter« Alkoholika, die eine Reizwirkung ausüben.
- *Zungen- und Mundhöhlenkrebs* durch schlecht sitzende Zahnprothesen, scharfkantige kranke Zähne oder Plomben, die nicht richtig sitzen.
- *Lippenkrebs* bei Pfeifenrauchern durch die Hitzeeinwirkung.
- *Krebs am männlichen Glied,* der bei Beschnittenen praktisch nie, bei unbeschnittenen Männern aber häufiger vorkommt, insbesondere dann, wenn die Hygiene hier vernachlässigt wird; die Vorhaut sondert eine fettige Substanz ab, die bei Unbeschnittenen durch mangelnde Hygiene zu chronischen Reizungen und schließlich zur krebsigen Entartung am Glied führen kann; auch der Gebärmutterhalskrebs der Frau scheint damit teilweise in Beziehung zu stehen.

Diese Beispiele mögen genügen, um die Reiztheorie zur Krebsentstehung zu veranschaulichen.

Chronische Gewebsneubildung

Diese Theorie knüpft an die Vorstellung von der chronischen Reizung der Zellen als Krebsursache an. Sie besagt, daß Krebs dort entsteht, wo Zellen und Gewebe chronisch gereizt oder ständig zerstört werden und sich deshalb dauernd erneuern müssen. Diese Erneuerung erfolgt nicht korrekt, sondern auf einer weniger entwickelten Zellstufe. Dem entspricht auch der weiter vorne beschriebene primitive Gärungsstoffwechsel der Krebszellen. Ohnehin weisen Krebstumoren manche Eigenschaften jugendlicher Gewebe auf, insbesondere das rasche Wachstum. Außerdem entwickelt sich Krebs nicht selten im Bereich unreifer Gewebsinseln, die bei der kindlichen Entwicklung im Mutterleib »versprengt« wurden und irgendwo im Körper liegenbleiben, bis sie unter Umständen zur krebsigen Wucherung gereizt werden. Das gilt insbesondere für Geschwülste der Eierstöcke und Hoden und für Tumoren, die vom Gehirn, Knochenmark, der Netzhaut der Augen und den Lymphknoten bei Kindern ausgehen.
Nach der Theorie von der chronischen Gewebsneubildung kann man Krebs also als eine späte Wucherung embryonaler Gewebe verstehen, deren Wachstum vor allem durch chronische Reizungen und Zerstörung provoziert wird.

Chemische Theorie der Krebsentstehung

Diese Theorie geht hauptsächlich von praktischen Erfahrungen in der Arbeitswelt und von Tierversuchen aus. Danach gibt es zahlreiche chemische Stoffe (bisher sind rund 1 000 bekannt), die Krebs verursachen können. Dabei handelt es sich keineswegs um ausgefallene Chemikalien, sondern größtenteils um Substanzen, mit denen wir im Alltag häufiger in Kontakt kommen. Sie werden als Karzinogene oder Kanzerogene (Krebsverursacher) bezeichnet.

Wirkung der Karzinogene

Wie krebserzeugende chemische Stoffe zur Zellentartung führen, konnte bisher noch nicht mit letzter Sicherheit geklärt werden. Die Erkenntnisse dazu beruhen zum Teil auch auf Tierversuchen, deren Ergebnisse nicht ohne weiteres auf den Menschen übertragbar sind.

Am besten erklärt im Augenblick die Informationstheorie, wie Karzinogene Krebs verursachen können. Nach längerer Einwirkung führen sie danach zur Veränderung der Erbinformationen in den betroffenen Zellen. Dadurch werden diese in die Lage versetzt, sich abweichend vom Bauplan des Gesamtorganismus ungehemmt zu vermehren. Ehe es soweit kommt, vergehen oft Jahrzehnte, sofern nicht andere, häufig einwirkende Reize diese Latenzzeit verkürzen.
Die Wahrscheinlichkeit, daß Krebs entsteht, erhöht sich durch die Einwirkung mehrerer Karzinogene, wie sie heute üblich ist. Deshalb gehört es unbedingt zur Krebsvorsorge, alle vermeidbaren krebsverursachenden Stoffe auszuschalten, insbesondere das Rauchen. Ferner muß darauf geachtet werden, daß die Latenzperiode – also die Zeit, in der die Zellen zwar schon über die Fähigkeit zur schrankenlosen Teilung verfügen, aber noch kein Tumor entsteht – nicht durch Einflüsse mit krebsfördernder Wirkung (Promotoreffekt) verkürzt wird. Dann kann die normale Lebenserwartung eines Menschen kürzer sein, als die Latenzzeit dauert.

Die wichtigsten Karzinogene

Die Erforschung krebserzeugender Stoffe begann in der Arbeitswelt. Schon im Jahre 1775 gelangte man in England zu der Erkenntnis, daß der »Schornsteinfegerkrebs« durch Ruß aus den Kaminen verursacht wird. Rund 100 Jahre später entdeckte man dann die Zusammenhänge zwischen Hautkrebs und Teer sowie Blasenkrebs und Anilin, die bei Arbeitern nach jahrzehntelangem beruflichem Kontakt mit diesen Stoffen gehäuft auftreten. Inzwischen weiß man auch, daß es nicht Anilin und Teer selbst waren, die zur Krebsentstehung führen. Anilin enthält Beta-Naphthylamin, ein Karzinogen, das mit dem Harn ausgeschieden wird, für die krebserzeugende Wirkung des Teers sind unter anderem bestimmte aromatische Kohlenwasserstoffe (wie Benzpyren) verantwortlich. Durch entsprechende Vorsichtsmaßnahmen gelang es inzwischen, diese berufsbedingten Krebsformen zu verhüten.
Heute bedrohen uns viele Karzinogene, die vor ein oder zwei Jahrhunderten noch keine nennenswerte Rolle spielten. Es ist unmöglich, sie alle hier aufzuführen. Wir beschränken uns deshalb auf die wichtigsten und gefährlichsten.

Tabak, Alkohol und andere Genußmittel

Der Zusammenhang zwischen Nikotinmißbrauch und Krebs steht außer jedem Zweifel. Noch vor wenigen Jahrzehnten kam der Bronchialkrebs nur selten vor, heute macht er bereits 25% aller bei Männern auftretenden Krebsformen aus. Seit Frauen vermehrt rauchen, steigt auch bei ihnen die Zahl der Bronchialkrebserkrankungen deutlich an; da die Latenzzeit bei dieser Krebsart zwischen 20 und 30 Jahren liegt, wird er bei Frauen in der nächsten Zeit voraussichtlich noch weiter zunehmen.

Darüber hinaus beweisen auch noch andere statistische Fakten die Gefahren des Rauchens: Lungenkrebs kommt bei Nichtrauchern sehr selten vor. Jeder siebte Raucher, der 20 Jahre und länger täglich 20 Zigaretten raucht (dabei werden pro Tag 356 mg Teerprodukte aufgenommen, in 20 Jahren also über 2,5 kg) muß mit Bronchialkrebs rechnen. Häufig wird versucht, die Zunahme der Bronchialkrebsfälle aus den Umweltschadstoffen in der Luft zu erklären. Aber diesen sind Raucher und Nichtraucher gleichermaßen ausgesetzt, ohne daß die Nichtraucher deshalb auch nur annähernd so oft wie Raucher an Bronchialkrebs erkrankten. Fachleute schätzen, daß die Umweltverschmutzung allenfalls mit einem Fünftel zum Anstieg der Bronchialkrebsfälle beigetragen hat, die restlichen vier Fünftel gehen also eindeutig zu Lasten des Nikotinmißbrauchs.

Abgesehen vom Bronchialkrebs fördert Rauchen auch noch andere Krebsformen, insbesondere Kehlkopf- und Blasenkrebs, und natürlich eine Reihe anderer ernster Krankheiten, wie Herzinfarkt, Arterienverkalkung, Bluthochdruck, Magengeschwüre, chronische Bronchitis und Lungenblähung (-emphysem). Die durchschnittliche Lebenserwartung des Rauchers wird um drei bis acht Jahre verringert.

Obwohl alle diese Risiken allgemein bekannt sind und Tabakwaren noch einen ausdrücklichen Hinweis auf die Gefahren tragen müssen, konnte die Zahl der Raucher bisher nicht nachhaltig verringert werden. Es gibt aber keinen wirksameren Schutz vor Bronchialkrebs als den vollständigen Verzicht auf das Rauchen. Wenn das rechtzeitig geschieht, bilden sich sogar bestehende Vorkrebsformen an den Schleimhäuten der oberen Atemwege wieder zurück.

Die Heilungsaussichten beim Bronchialkrebs sind trotz einiger Fortschritte relativ schlecht, vollständige Heilung ist nur bei sehr früher Diagnose durch eine große Operation möglich. Nicht vergessen werden dürfen in diesem Zusammenhang die Nichtraucher, die durch rücksichtslose Raucher in Büros, Restaurants und bei vielen anderen Gelegenheiten gezwungen werden, passiv mitzurauchen. Auch ihr Krebsrisiko erhöht sich wahrscheinlich, wenn auch nicht so deutlich wie beim Aktivraucher. Es ist höchste Zeit, daß

endlich mehr zu ihrem Schutz vor dieser Form der Körperverletzung getan wird.
Zigarren- und Pfeifenraucher scheinen nicht so stark krebsgefährdet zu sein, Pfeifenraucher leiden allerdings überdurchschnittlich oft an Lippenkrebs. Da es sich bei ihnen um eine Minderheit handelt, gibt es zu ihrem Krebsrisiko aber auch noch zu wenige Untersuchungen. Deshalb muß auch ihnen dringend zum Verzicht geraten werden.
Während heute jeder auf Grund großangelegter, wenn auch weitgehend wirkungsloser Aufklärungskampagnen die mit dem Zigarettenrauchen verbundenen Krebsrisiken kennt, wissen viele Menschen nicht, daß auch der Alkohol Krebs begünstigen kann. Das gilt fast ausschließlich für hochprozentige »harte« Alkoholika. Bei gewohnheitsmäßigem Mißbrauch reizen sie chronisch die Schleimhäute, mit denen sie in Berührung kommen; es drohen hauptsächlich Krebs der Zunge, der Mundhöhle, der Speiseröhre und des Magens. Wahrscheinlich kann auch der primäre – also nicht erst durch Metastasen verursachte – Leberkrebs, der bei uns allerdings seltener auftritt, durch Alkoholmißbrauch begünstigt werden. Als »Entgiftungszentrale« des Körpers wird die Leber durch Alkohol ja besonders stark belastet.
Bei Menschen, die zu Alkoholmißbrauch neigen, zum Teil aber auch bei starken Rauchern, darf man nicht vergessen, daß die Betroffenen vielfach ihre Ernährung vernachlässigen. Diese Fehlernährung und andere gesundheitsgefährdende Gewohnheiten verstärken die krebserzeugende Wirkung von Alkohol und Nikotin.
Von den anderen Genußmitteln scheint vor allem der Kaffee noch eine gewisse Rolle als Karzinogen zu spielen. Es gibt Hinweise darauf, daß er das Risiko von Bauchspeicheldrüsen-, Nieren- und Blasenkrebs erhöht. Das spricht nicht unbedingt gegen die Tasse Kaffee zum Frühstück für Gesunde, aber jedes Übermaß kann zum Krebsrisiko werden.
Andere Genußmittel, wie Industriezucker, Süßigkeiten oder Weißmehlprodukte, erhöhen das Krebsrisiko wahrscheinlich nicht direkt. Die Erfahrung lehrt aber, daß Menschen, die solche unnötigen Kalorienträger gewohnheitsmäßig zu sich nehmen, meist unter chronischer Fehlernährung leiden, letztlich also doch erheblich krebsgefährdet sind. Wenn die übrige Ernährung »stimmt«, muß man das gelegentlich verzehrte Stück Kuchen oder ein ähnliches Genußmittel aber sicher nicht gleich als Gesundheitsrisiko fürchten, es kommt hier – wie so oft – stets auf das rechte Maß an.

Benzpyren – Nitrosamine

Der chemische Stoff 3,4-Benzpyren wurde 1932 im Königlichen Krebshospital in London als Karzinogen im Teer entlarvt. Er gehört zu den aromatischen Kohlenwasserstoffen, von denen wir heute bereits etwa 200 Verbindungen mit krebserzeugender Wirkung kennen.

Benzpyren kommt unter anderem im Straßenstaub, in den Autoabgasen und im Zigarettenrauch vor, außerdem entsteht es zum Beispiel beim Räuchern und Braten von Fleisch, Wurst, Schinken und Fisch. Den in Abgasen und Staub vorhandenen Karzinogenen dieses Typs können wir zwar nicht entgehen, um so wichtiger ist es aber, jede unnötige zusätzliche Belastung durch Benzpyren zu vermeiden. Deshalb gehört neben dem Nikotinverzicht auch das meiden von Räucherwaren in jeder Form zur Krebsvorsorge.

Als vieldiskutierte Karzinogene, die in den letzten Jahren mehrfach für Schlagzeilen in der Presse sorgten, kennen wir die Nitrosamine. Ihre krebserzeugende Wirkung kann zwar noch nicht als gesichert im streng wissenschaftlichen Sinn gelten, aber man muß davon ausgehen, daß sie bei Mensch und Tier als Krebsfaktoren wirken.

Nitrosamine entstehen durch die Verbindung von Nitraten oder Nitriten (Salze der salpetrigen Säure) mit biogenen Aminen. Diese Amine entstehen aus Aminosäuren (Eiweißbausteinen) und spielen im Organismus eine lebenswichtige Rolle. Sie können deshalb ebensowenig wie Nitrate und Nitrite ausgeschaltet werden.

Die Reaktionen zwischen den beiden Gruppen verlaufen sehr schnell, sie können aber auch sehr flüchtig sein. Bekannt sind sie bereits seit ungefähr 100 Jahren. Aber erst 1954 wurde man auf ihre karzinogenen Eigenschaften aufmerksam und forschte weiter. Inzwischen wies man die Nitrosamine in zahlreichen Nahrungsmitteln nach, zum Beispiel in Räucherwaren, Frankfurter Würstchen und Bier, vor allem aber auch im Zigarettenrauch (und zwar in viel höherer Konzentration im »Nebenrauch«, den Passivraucher einatmen müssen, als im inhalierten Rauch). Im Körper entstehen die Nitrosamine nach bisherigen Erkenntnissen hauptsächlich im Magen, wenn Nahrungsmittel mit Nitraten und Nitriten verzehrt werden. Ob sie nur Magenkrebs oder auch andere Krebsarten begünstigen (erzeugen?), konnte bislang nicht endgültig geklärt werden.

Man kann zwar auf Rauchen verzichten und Nahrungsmittel, denen zur »Schönung« die schädlichen Salze zugefügt wurden (vor allem Fleisch- und Wurstwaren), zum Teil aus der Ernährung verbannen, dennoch entgeht man den Nitrosaminen dadurch aber doch nicht ganz. Um so wichtiger wird deshalb die vollwertige Ernährung mit reichlich Vitamin C, denn dieser Vitalstoff verhindert im Magen die Nitrosaminentstehung.

Pflanzenschutzmittel

Die intensive Nutzung der landwirtschaftlichen Anbauflächen führte zum übertriebenen Einsatz chemischer Mittel gegen Unkraut (Herbizide), Insekten (Insektizide) und Pflanzenkrankheiten (Pestizide). Insgesamt gibt es rund 4 000 solcher Giftstoffe, die bei uns sehr »großzügig« angewendet werden. Zum Teil stehen sie im Verdacht, schon in geringen Mengen als Karzinogene zu wirken.

Zwar gibt es bei uns eine Höchstmengenverordnung, die den Verbraucher schützen soll, aber ob die darin genannten Mengen tatsächlich noch unbedenklich sind, ist umstritten; außerdem läßt sich ihre Einhaltung immer nur stichprobenweise kontrollieren. Deshalb läßt sich nicht ausschließen, daß mit der Nahrung schädliche Mengen solcher Chemikalien aufgenommen werden.

Auch wer nur noch Nahrungsmittel aus kontrolliertem, giftfreiem Anbau verwendet, kann sich deshalb nicht völlig sicher fühlen. Zwar verwenden die seriösen Erzeuger solcher Produkte selbst keine chemischen Mittel, aber sie können nicht verhindern, daß Wind und Regen Chemikalien auf ihren Kulturen verteilen. Biologisch angebaute Nahrung gewährleistet also nur, daß sich keine vermeidbaren chemischen Gifte darin befinden.

Abgesehen von pflanzlicher Nahrung können sich diese Substanzen aber auch in der Milch von Kühen befinden, die verseuchtes Futter erhielten, und nicht zuletzt führte der weltweite intensive Gebrauch gefährlicher Pflanzenschutzmittel (die bei uns zum Teil verboten sind, aber in anderen Ländern noch verwendet werden) zur Belastung der Ozeane, so daß Fische und andere Meerestiere dadurch verseucht wurden.

Es gibt heute keine Möglichkeit mehr, den zum Teil krebsverursachenden Pflanzenschutzmitteln zu entgehen. Wenigstens kann man aber versuchen, durch vollwertige Kost aus giftfreiem Bioanbau das Risiko zu verringern und die Widerstandskräfte des Körpers zu verbessern.

Nahrungszusätze

Mindestens ebenso problematisch wie Pflanzenschutzmittel sind auch die zahlreichen, bei uns erlaubten oder auch unerlaubt verwendeten Nahrungszusätze. Das beginnt mit künstlichen Aroma-, Farb- und Konservierungsstoffen und reicht bis hin zu Arzneimitteln, die Schlachtvieh heute in großer Menge erhält, um rasch an Gewicht zuzulegen und den Streß der unnatürlichen Haltung überhaupt zu verkraften. (Man denke an die Skandale mit Arzneimittelrückständen in Kalbfleisch aus den letzten Jahren, bei denen sich herausstellte, daß die Tiere zum Teil Hormone erhielten, die beim Menschen Krebs erzeugen.)

Alle Nahrungszusätze müssen heute auf der Verpackung angegeben werden. Zwar nützen die chemischen Bezeichnungen dem Verbraucher nichts, aber er ersieht wenigstens daraus, ob und wie viele Zusätze sich in einem Nahrungsmittel befinden, und kann danach gesundheitsbewußter wählen. Grundsätzlich abzuraten ist vor allem von Konservierungszusätzen, denn Konservierung bedeutet immer Verlangsamung oder Aufhebung von Lebensfunktionen; deshalb stören solche Stoffe unter anderem die normale Zellatmung und können so zur Krebsentstehung beitragen.
Auch die offizielle Zulassung eines Nahrungszusatzes schützt nicht vor Spätfolgen. Erinnert sei nur an den früher gebräuchlichen Anilinfarbstoff »Buttergelb«, der lange als völlig unschädlich galt, schließlich aber doch als Karzinogen entlarvt und verboten wurde. Daher fährt man am besten, wenn man die Nahrungsmittel so naturbelassen wie möglich verwendet und bei unvermeidlichen fertigen Nahrungsmitteln unbedingt darauf achtet, daß sie möglichst wenige Zusätze enthalten. Allerdings bewahrt diese Vorsicht nicht vor mißbräuchlich (also unerlaubt) verwendeten Karzinogenen, wie die Skandale mit Kalbfleisch bewiesen. Davor gibt es leider keinen Schutz, weil man solche Zusätze nicht von außen erkennt. Man kann das Risiko vermindern, indem man den Anteil tierischer Nahrung stark reduziert oder sich rein vegetarisch mit pflanzlicher Kost aus kontrolliertem, biologischem Anbau ernährt.
Erwähnt sei in diesem Zusammenhang noch die Gefährdung durch Schimmelpilze, die zum Teil die krebserzeugenden Aflatoxine bilden. Diese Giftstoffe erzeugen vor allem Leberkrebs. Schimmelbefall beobachtet man vor allem auf Nüssen, Brot, Obst und Gemüse. Vom Verzehr ist dringend abzuraten, auch wenn scheinbar nur oberflächlich Schimmelbefall besteht. Die Aflatoxine sind nämlich nicht nur im sichtbaren Schimmel enthalten, sondern auch schon in den nicht befallenen Teilen. Deshalb bietet auch das tiefe Ausschneiden schimmliger Stellen keinen sicheren Schutz, am besten wirft man schimmlige Nahrungsmittel weg.
Der Kulturschimmel auf Camembert und ähnlichen Käsesorten enthält keine Aflatoxine; Untersuchungen an der Landwirtschaftlichen Hochschule Weihenstephan ergaben vielmehr, daß er sogar der Bildung von Aflatoxinen entgegenwirkt.

Umweltschadstoffe

Die wachsende Belastung unserer Umwelt durch zahlreiche, zum Teil krebserzeugende oder -begünstigende Schadstoffe gehört zu den drängenden Problemen der Gegenwart. Von ihrer Lösung hängt es vielleicht sogar ab, ob die Menschheit überhaupt noch eine Zukunft hat oder sich selbst ausrottet.

Schad- und Giftstoffe kommen heute in der Luft, im Wasser und in den Nahrungsmitteln vor. Sie stammen aus den Schornsteinen der Industrie, Kraftwerken und privaten Heizungsanlagen, aus den Automotoren und nicht zuletzt aus der Landwirtschaft, die Pflanzenschutz- und Düngemittel oft übermäßig einsetzt und dadurch Luft und Gewässer belastet. Hinzu kommen zahlreiche Schadstoffe in den Abwässern der Industrie, die nur zum Teil geklärt werden, und nicht zuletzt die zunehmende radioaktive Belastung, die sich mit jedem neuen Kernkraftwerk und jedem Atombombentest erhöht. Durch die Reaktorkatastrophe in Tschernobyl Ende April 1986 erhöhte sich die radioaktive Belastung zusätzlich. Zwar handelt es sich dabei nur um relativ geringfügige Mehrbelastungen, aber man darf nicht vergessen, daß es (wahrscheinlich) neben der natürlichen radioaktiven Strahlung überhaupt keine unschädliche Radioaktivität gibt. Auch die geringfügigste Erhöhung kann deshalb das Krebsrisiko vermehren, insbesondere dann, wenn zusätzlich noch viele andere Krebsfaktoren bestehen. Die erhöhte Strahlung bringt dann das »Faß zum Überlaufen«. Voraussichtlich werden nach Tschernobyl in den nächsten Jahrzehnten bei uns einige tausend Menschen mehr an Krebs erkranken, aber sicher nachweisen läßt sich der Zusammenhang mit dem Reaktorunglück dann nicht mehr.
Wir kennen heute keine Oasen der Umweltverschmutzung, selbst an den Polen wurden schon Umweltgifte entdeckt. Um so wichtiger wird konsequente tägliche Krebsvorsorge in den anderen Lebensbereichen, wo sie problemlos möglich ist. Dadurch wird der Organismus in seiner Widerstandskraft gestärkt, so daß er mit den unvermeidlichen Umweltgiften besser fertig wird, und die Zahl der einwirkenden Krebsfaktoren vermindert. Langfristig hilft aber nur ein neues Umweltbewußtsein in Politik, Wirtschaft und im Kopf jedes einzelnen Menschen, um die Umweltprobleme in den Griff zu bekommen.

Karzinogene am Arbeitsplatz

Die Direktorin des Heidelberger Instituts für Arbeits- und Sozialmedizin, Professor Maria Blohmke, stieß bei der Auswertung von Statistiken auf eine wichtige Tatsache: Wer nicht oder nicht regelmäßig arbeitet, erkrankt auffallend selten an Krebs, während das Krebsrisiko für Arbeiter zwei- bis dreimal höher als beim Durchschnitt der Bevölkerung liegt. Das erklärt Professor Blohmke hauptsächlich aus Karzinogenen, die am Arbeitsplatz vor allem bei Arbeitern einwirken. Davon gibt es eine große Zahl, abhängig von der Art der Arbeit; zu denken ist vor allem an Rauch, Staub, Dämpfe und chemische Stoffe.

Natürlich gibt es Höchstmengen für die Konzentration solcher Stoffe am Arbeitsplatz, die nicht überschritten werden dürfen. Aber sie reichen offenbar nicht aus, weil dabei der Faktor Zeit zu wenig berücksichtigt wird. Wer jahre- bis jahrzehntelang geringen, bei einmaliger Belastung unschädlichen Schadstoffkonzentrationen ausgesetzt ist, geht oftmals doch ein hohes Krebsrisiko ein, weil sich viele dieser Gifte im Körper ablagern und nur langsam oder überhaupt nicht mehr ausgeschieden werden. So treten dann im Organismus Konzentrationen auf, die weit über das zulässige Maß hinausgehen.
Hinzu kommt, daß bei der Festsetzung der maximalen Schadstoffkonzentration am Arbeitsplatz viel zu wenig berücksichtigt wird, wie sich mehrere gleichzeitig einwirkende Schadstoffe verstärken, auch wenn jeder für sich allein noch kein Risiko darstellt.
Die Krebsgefahr am Arbeitsplatz ließe sich durch neue, verminderte Grenzwerte für die maximal zulässige Schadstoffbelastung und wirksamere Schutzvorrichtungen (die dann aber auch konsequent von den Arbeitnehmern verwendet werden müßten, was heute nicht immer der Fall ist) deutlich vermindern. Bis sich diese Einsicht durchsetzt, bleibt für gefährdete Arbeitnehmer wieder nur die Empfehlung, ganz besonders auf gesunde Lebensweise zu achten, um die körpereigenen Widerstandskräfte zu steigern und alle vermeidbaren Krebsrisiken außerhalb des Arbeitsplatzes auszuschalten.

Krebs durch Virusinfektionen

Wenn Viren eine Zelle befallen, impfen sie ihr Erbinformationen ein, die sie zur fortgesetzten Teilung zwingen. Seit man das weiß, untersucht man gezielt, ob Viren auch bei der Krebsentstehung eine Rolle spielen. In Tierversuchen konnte das bereits häufiger nachgewiesen werden, beim Menschen war die Virustheorie bis vor kurzem noch sehr umstritten.
Inzwischen liegen uns für einige Tumoren sichere Beweise für die Beteiligung von Viren als Krebsursachen vor. Insbesondere spielen die Virusinfektionen bei Karzinomen im Nasen-Rachenraum und beim Burkitt-Lymphom, einem Sarkom des Lymphsystems bei afrikanischen Kindern, eine Rolle, wahrscheinlich auch bei manchen Leukämieformen und anderen Krebsarten. Allerdings sind es wohl kaum die Viren allein, die zur bösartigen Zellentartung führen, es kommen noch andere Faktoren hinzu.
Am Zusammenhang zwischen Virusinfektionen und Krebs wird die Bedeutung der Körperabwehr besonders deutlich. Viren attackieren uns ständig,

ohne daß wir erkranken, solange die körpereigenen Abwehrkräfte ausreichend aktiv sind. Erst eine Schwächung der Abwehr läßt die akute Infektionskrankheit, Krebs und viele andere Krankheiten entstehen.

Körpereigene Hormone

Bei manchen Tumoren spielen nach heutigem Wissen Störungen des Hormonhaushalts eine Rolle. Das gilt vor allem für den Krebs der männlichen Vorsteherdrüse und – allerdings nicht ganz so eindeutig – für den Brustkrebs der Frau. Letztlich lassen sich diese krebsbegünstigenden hormonellen Veränderungen aber wahrscheinlich auch wieder auf die Ernährung zurückführen. Insbesondere die in allen westlichen Industrienationen viel zu hohe Fettzufuhr spielt dabei die entscheidende Rolle, wie verschiedene wissenschaftliche Untersuchungen hauptsächlich in den USA ergaben. Dazu zwei Beispiele, die auf den Forschungsarbeiten von Dr. Peter Hill von der amerikanischen Gesundheitsstiftung beruhen:

- Südafrikanische Männer, die sich vorwiegend vegetarisch ernähren, leiden wesentlich seltener als Nordamerikaner unter Prostatakrebs. Die vegetarische Kost enthält nur etwa halb soviel Fett wie die Ernährung der Amerikaner. Durch Urintests ermittelte Dr. Hill, daß bei den Südafrikanern wesentlich weniger Geschlechtshormone als bei den Nordamerikanern ausgeschieden werden.
  Nach den vorbereitenden Untersuchungen begann das eigentliche Experiment. Die Amerikaner erhielten eine fettarme vegetarische Kost, die Südafrikaner die übliche fettreiche amerikanische Ernährung. Schon nach drei Wochen ergaben die Harnuntersuchungen, daß bei den nordamerikanischen Männern die Hormonausscheidung deutlich zurückgegangen, bei den Südafrikanern dagegen erheblich angestiegen war. Somit steht fest, daß die auch bei uns übliche zu fette Ernährung den Hormonhaushalt des Mannes stört und dadurch mit zum Prostatakrebs beitragen kann.
  Nach Untersuchungen aus Indonesien, wo Prostataerkrankungen nur selten vorkommen, geht man neuerdings davon aus, daß neben den Fetten auch noch der ungenügende Verzehr von Wurzelgemüsen eine Rolle spielt; bestimmte Gemüsearten enthalten in den Wurzeln nämlich weibliche Hormone, die offensichtlich in der Lage sind, Hormonstörungen und deren Folgen zu verhindern.

(Als Arzneimittel werden weibliche Hormone auch bei uns zur Therapie des Prostatakrebs verwendet.)

- Eine ähnliche Untersuchung führte Dr. Hill mit südafrikanischen und nordamerikanischen Frauen durch. Die Südafrikanerinnen ernähren sich vegetarisch und fettarm; sie erkranken nur selten an Brustkrebs; bei ihnen lagen die Hormonwerte wesentlich niedriger als bei den Nordamerikanerinnen, die eine Kost mit mehr als doppelt soviel Fett zu sich nehmen und häufig an Brustkrebs leiden. Auch hier führte die Veränderung der Ernährungsgewohnheiten wieder zur Änderung der Hormonwerte; bei den fettarm ernährten weißen Frauen sanken sie, bei den Südafrikanerinnen, die probeweise eine fettreiche Kost erhielten, stiegen sie an. Diese Veränderungen der Hormonwerte bei zu fettreicher Kost tragen wahrscheinlich mit zum Brustkrebs bei.

Nach diesen und anderen wissenschaftlichen Untersuchungen müssen wir also davon ausgehen, daß die in den westlichen Industriestaaten übliche zu fettreiche Ernährung bei Männern und Frauen den Hormonhaushalt derart verändert, daß die körpereigenen Geschlechtshormone schließlich zu Karzinogenen werden können. Unklar ist noch, ob das nur für Prostata- und Brustdrüsenkrebs oder auch für andere (alle?) Krebsarten gilt.

Erblichkeit der Krebsneigung?

Über den Einfluß ungünstiger Erbanlagen bei der Krebsentstehung wurde in der Vergangenheit viel spekuliert. Es gibt ja tatsächlich nicht wenige Familien, bei denen Krebskrankheiten überdurchschnittlich oft auftreten, und eineiige Zwillinge erkranken auffallend häufig im gleichen Alter an Krebs des gleichen Typs am gleichen Organ. Auf den ersten Blick spricht das alles für eine gewisse Erblichkeit von Krebs.
Dieser Annahme steht aber die Tatsache entgegen, daß man nur bei ungefähr 1% aller Krebskrankheiten tatsächlich einen bestimmten Erbgang nachweisen kann, zum Beispiel beim seltenen Krebs der Augennetzhaut. Deshalb kann man ein erbliches Krebsrisiko nahezu verneinen.
Für die familiär und bei eineiigen Zwillingen gehäuft auftretenden Krebserkrankungen muß es andere Erklärungen geben. So können zum Beispiel Organminderwertigkeiten vererbt werden (in manchen Familien schlägt

alles auf den Magen); daraus entwickeln sich später Krankheiten, die bei chronischem Verlauf auch zu Krebs führen können.
Hinzu kommt, daß gesundheitsschädliches Verhalten schon in der Kindheit durch das Vorbild der Eltern eingeprägt werden kann und sich so von Generation zu Generation fortsetzt. Wenn auf Grund des Vorbilds alle Familienmitglieder sich falsch verhalten, läßt sich daraus mit erklären, weshalb gleiche Krebserkrankungen vermehrt vorkommen.
Schließlich darf man nicht die seelischen Krebsfaktoren vergessen, die häufig ebenfalls schon in der Kindheit begründet werden und alle Kinder eines Elternpaares betreffen können. Später werden diese Fehler der Erziehung erfahrungsgemäß von den inzwischen erwachsenen Kindern bei deren eigenen Nachkommen wiederholt, also auch die psychischen Krebsursachen von einer Generation auf die andere übertragen.
Das alles bedeutet aber noch nicht, daß jeder an Krebs erkranken muß, der solchen ungünstigen Einflüssen ausgesetzt war. Sie begründen allenfalls ein erhöhtes Krebsrisiko, das durch gesundheitsbewußte Lebensführung und Verarbeitung der seelischen Störungen normalisiert werden kann. Es besteht also kein Grund zur Resignation, wenn in einer Familie häufiger Krebs auftritt. Vielmehr sollte gerade das als Warnzeichen Anlaß zur konsequenten Krebsvorsorge sein.

Auffassungen der Ganzheitsmedizin von der Krebsentstehung

Die gesicherten wissenschaftlichen Erkenntnisse zur Krebsentstehung werden natürlich auch von der biologischen Ganzheitsmedizin, wie Professor Douwes und andere sie praktizieren, nicht ignoriert. Sie begnügt sich jedoch nicht mit diesen Theorien, die noch zu viele Fragen offenlassen und zu wenige Ansätze für eine umfassende Vorsorge und Therapie der Krebserkrankungen bieten. Vielmehr ergänzt die Biomedizin die Vorstellungen der offiziellen Krebsmedizin durch weitere Einsichten, die vorwiegend aus praktischer Erfahrung (empirisch) gewonnen wurden und inzwischen zum Teil auch schon wissenschaftlich nachgewiesen sind.
Der deutlichste Unterschied zur Schulmedizin besteht darin, daß Krebs nicht als örtliche Krankheit aufgefaßt wird, sondern als Allgemeinkrankheit. Das hat natürlich Konsequenzen für Vorsorge und Behandlung, die umfassend erfolgt und deshalb oft auch dann noch Aussichten auf Besserung bieten kann, wenn die offizielle Medizin den Krebspatienten bereits aufgegeben hat.
Da sich das vorliegende Buch in Anlehnung an den Fernsehbericht hauptsächlich an der ganzheitlichen Krebstherapie, wie sie von Professor Douwes und Mitarbeitern durchgeführt wird, orientiert, wollen wir die Auffassungen dieser Richtung jetzt genauer darstellen.

Krebs als Allgemeinkrankheit

Aus der Sicht der offiziellen Medizin beginnt Krebs mit der Entartung der ersten Zellen, ist also eine örtliche Krankheit, die später durch Tochterzellen und Stoffwechselgifte den gesamten Organismus betreffen kann. Diese Vorstellung erscheint auf den ersten Blick einleuchtend. Aber sie läßt eine ganz entscheidende Tatsache außer acht: Wir alle sind mehr oder minder stark krebsbegünstigenden Einflüssen ausgesetzt, dennoch erkrankt nur ein relativ kleiner Teil der Bevölkerung wirklich an Krebs. Besonders deutlich wird

das bei Rauchern, von denen »nur« ungefähr jeder siebte mit Bronchialkrebs rechnen muß, obwohl alle den zahlreichen Karzinogenen im Rauch ausgesetzt sind. (Das darf jetzt freilich nicht als »Freibrief« für Nikotinmißbrauch mißverstanden werden, denn niemand kann zuverlässig voraussagen, ob er durch Rauchen an Krebs erkranken wird!) Zu diesem scheinbaren Widerspruch muß die offizielle Krebsmedizin wegen ihrer einseitigen Vorstellungen die Antwort schuldig bleiben.
Anders sieht es aus, wenn man Krebs nicht isoliert betrachtet, sondern als Allgemeinkrankheit, die lange vor der Entartung der ersten Zellen beginnt. Dann kann man erklären, weshalb bei gleichen krebserzeugenden Einflüssen nur ein Teil der Betroffenen krebskrank wird. Insbesondere die körpereigenen Abwehr- und Stoffwechselfunktionen, die Ernährung und Sauerstoffversorgung und nicht zuletzt das Seelenleben spielen dabei die entscheidende Rolle.

Schwächung der Körperabwehr

Die Natur stattet uns mit Abwehrfunktionen aus, die Krankheiten verhüten und heilen können. Unter anderem gehören dazu bestimmte weiße Blutkörperchen und das Lymphsystem. Solange diese Abwehrsysteme korrekt arbeiten, können praktisch keine Krankheiten auftreten. Das gilt auch für Krebs, denn schon die ersten entarteten Zellen werden normalerweise durch die Abwehr vernichtet, ehe ein Tumor entstehen kann.
Nun ist dieses System der Körperabwehr aber nicht immer in Hochform. Zahlreiche Einflüsse können es für einige Zeit oder dauernd schwächen. Typische, meist harmlose Folgen sind Erkältungskrankheiten durch Virusinfektionen. Sie werden durch Kälte, Nässe, Zugluft und ähnliche Einflüsse begünstigt, welche die Abwehr vorübergehend beeinträchtigen. Solche Erkrankungen werden von der wieder erstarkenden Abwehr meist rasch überwunden. Manche Fachleute nehmen sogar an, daß solche banalen Infekte ab und zu notwendig sind, um das Abwehrsystem zu trainieren, also auch eine gewisse Rolle bei der Krebsabwehr spielen. Dem entspricht die Beobachtung, daß bei Krebskranken in den Jahren vor dem Ausbruch der akuten Krankheit kaum noch fieberhafte Infektionskrankheiten auftreten, weil ihre Abwehrfunktionen dazu bereits zu stark geschwächt sind.
Eine vorübergehende Abwehrschwäche genügt aber nicht zur Krebsentstehung, die Abwehr muß schon länger und stärker gestört werden, damit die Zellwucherung fortschreiten kann. Von entscheidender Bedeutung bei dieser Abwehrschwäche sind zwei verbreitete Faktoren: Ernährungsfehler und

Sauerstoffmangel. Die übliche falsche Zivilisationskost führt zwar viele Nährstoffe zu, die oft zum Übergewicht führen, enthält aber zu wenig Vitamine, Mineralstoffe und Spurenelemente, die der Organismus unbedingt zur Erhaltung der Gesundheit und der Abwehrkraft benötigt. Der Sauerstoffmangel erklärt sich mit aus mangelnder Bewegung an der frischen Luft, was zur Verweichlichung führt, also die Abwehr weiter schwächt. Hinzu kommen häufig noch ungünstige seelische Einflüsse, die als Streß die Abwehrkräfte lahmlegen können.

Die allgemeine, über längere Zeit andauernde Abwehrschwäche steht also am Beginn der Krebserkrankung, lange bevor sich eine Geschwulst zu entwickeln beginnt. Deshalb gehört die Stärkung der Abwehrfunktionen zu den wichtigsten Vorsorge- und Therapiemaßnahmen der Ganzheitsmedizin. Die Schulmedizin dagegen glaubt immer noch, auf die Körperabwehr als Verbündeten im Kampf gegen Krebs und viele andere Krankheiten verzichten zu können.

Störungen des Stoffwechsels

Zu den Kennzeichen der Krebszellen gehört die typische Veränderung ihres Stoffwechsels, über die weiter vorne (siehe Seite 13) bereits berichtet wurde. Anstelle von Sauerstoff, den gesunde Zellen für ihren Energiehaushalt verwenden, laufen in den Krebszellen primitive Gärungsprozesse ab. Sie sichern das Überleben der Zellen, die nicht mehr in der Lage sind, den Sauerstoff zu verwerten, von dem sie ohnehin oft zuwenig erhalten.

Verschiedene Untersuchungen ergaben, daß der Gärungsstoffwechsel nicht erst für die Krebszellen typisch ist. Vielmehr kann der Übergang zur Gärung auch als der letzte Schritt in der Entwicklung einer Geschwulst verstanden werden, nachdem andere Faktoren die Zellentartung vorbereitet haben.

Eine so tiefgreifende Stoffwechselveränderung tritt natürlich nicht von heute auf morgen auf, sondern im Verlauf von Jahren bis Jahrzehnten. Verschiedene Ursachen sind daran beteiligt. Unter anderem gehören dazu chronischer Sauerstoffmangel, Nikotinmißbrauch, falsche Ernährung und Schadstoffe aus der Umwelt. Dadurch werden die in der Zelle für die Sauerstoffverwertung zuständigen Atmungsfermente blockiert. Im Lauf der Zeit verschlimmert sich diese Stoffwechselstörung, schließlich hat die Zelle vollständig auf den Gärungsstoffwechsel umgeschaltet, und der Tumor beginnt hemmungslos zu wuchern.

Die charakteristischen Stoffwechselstörungen können durch verschiedene

Diagnosemethoden, die von der Schulmedizin allerdings noch nicht anerkannt werden, frühzeitig nachgewiesen werden, lange bevor die Zellen entarten. Dann lassen sie sich noch vollständig rückgängig machen. Aber auch wenn Krebs besteht, ist eine Stoffwechseländerung noch möglich.

Falsche Zivilisationskost als Krebsrisiko

Die wenigen Fachleute bei uns, die sich nicht von den Dogmen und Vorurteilen der offiziellen Krebsmedizin beeinflussen und einschüchtern lassen, vor allem aber auch amerikanische Wissenschaftler, gehen inzwischen davon aus, daß mindestens 50% aller Krebsfälle mit der in den westlichen Industrienationen üblichen Zivilisationskost in Zusammenhang stehen. Hier bietet sich ein wichtiger Ansatz vor allem zur wirksamen Krebsvorsorge. Die übliche Ernährung enthält verschiedene Faktoren, die Krebs (und natürlich auch viele andere Krankheiten) begünstigen können; hauptsächlich gehören dazu:

- *Chronische Unterversorgung* mit lebenswichtigen Vitaminen, Mineralstoffen und Spurenelementen, weil diese Kost zu wenig naturbelassene pflanzliche Rohkost mit ausreichendem Vitalstoffgehalt enthält; der Vitalstoffmangel trägt im Lauf der Zeit maßgeblich mit zur Abwehrschwäche und Störung des Stoffwechsels bei und erhöht dadurch das Krebsrisiko.
- *Übermäßiger Verzehr* von tierischen Nahrungsmitteln, Weißmehlprodukten, Industriezucker, Süßigkeiten und anderen denaturierten Kohlenhydraten, die nur noch leere Kalorien (ohne Vitalstoffe) enthalten; dadurch erhöht sich das allgemeine Krebsrisiko, die Darm- und Stoffwechselfunktionen werden gestört, der Vitalstoffmangel begünstigt.
- *Mangel an* unverdaulichen Ballaststoffen, die unter anderem für die regelmäßige Darmentleerung notwendig sind, nach heutigem Wissen aber auch noch verschiedene andere wichtige Aufgaben im Körper erfüllen; dieser weitverbreitete Mangel führt zur chronischen Darmträgheit und (zusammen mit der übermäßigen Fettzufuhr) zur vermehrten Bildung von Karzinogenen im Darm, die Dickdarmkrebs begünstigen; außerdem wird die Darmflora (Besiedlung des Darms mit nützlichen Bakterien) nachhaltig gestört, wie man es praktisch bei jedem Krebskranken beobachtet;

die nicht rechtzeitig ausgeschiedenen Giftstoffe gelangen aus dem Darm wieder in den Körper.

- *Zu hoher Fettgehalt* der Nahrung, der den Hormonhaushalt bei Mann und Frau stört und überdies (zusammen mit Ballaststoffmangel) im Darm die Karzinogenbildung erhöht; daraus erklären sich vor allem Vorsteherdrüsen-, Brustdrüsen- und Dickdarmkrebs.
- *Verzehr von Nahrungsmitteln, die verschiedene chemische Rückstände mit krebserzeugender Wirkung enthalten,* wie Dünge-, Pflanzenschutzmittel, Schadstoffe aus der Umwelt und chemische Tierarzneimittel; zusätzlich wird die Nahrung oft noch durch Aroma-, Farb- und Konservierungszusätze weiter denaturiert, die ebenfalls das allgemeine Krebsrisiko erhöhen.

Zusammenfassend lassen sich die wichtigsten Fehler der üblichen Zivilisationskost auf einen einfachen Nenner bringen:

> *Wir essen zu reichlich denaturierte leere Kalorien ohne Vitalstoffgehalt, zu viele Fette und tierische Produkte, aber zu wenig naturbelassene Rohkost und andere pflanzliche Lebensmittel mit hohem Vitalstoffgehalt.*

Diese in den westlichen Industrienationen verbreitete Fehlernährung hat maßgeblichen Anteil an der Entstehung vieler Zivilisationskrankheiten, weil sie den Stoffwechsel stört und die körpereigenen Abwehrkräfte nachhaltig schwächt. Neben Krebs gehören zu den Folgen vor allem noch die verbreiteten Herz-Gefäß-Krankheiten. Eine frühzeitige Umstellung dieser falschen Ernährungsweise beugt vielen verbreiteten Krankheiten des heutigen Menschen vor. Darauf kommen wir bei der Krebsvorsorge wieder zu sprechen.

Sauerstoff- und Bewegungsmangel

Wenn die Krebszellen den Sauerstoff nicht mehr verwerten können, dann liegt das vorwiegend an der Blockade der Atmungsfermente. Sie befinden sich in jeder Zelle und gehören zur Atmungskette, einem System hintereinandergeschalteter Enzyme. Vereinfacht ausgedrückt, besteht deren Aufgabe darin, in komplizierten chemischen Prozessen (denen noch andere vorgeschaltet sind) Energie für alle Lebensfunktionen aus der Nahrung zu gewinnen.

Dieses lebenswichtige Enzymsystem kann durch viele Schad- und Giftstoffe blockiert werden, insbesondere durch Abgase und Zigarettenrauch. Aber auch der Mangel an Vitalstoffen, vor allem an Vitamin B2 und Eisen, führt zu Störungen in der Atmungskette, die schließlich mit dem Übergang der Zellen zum abnormen Gärungsstoffwechsel als letztem Schritt und typischem Merkmal der krebsigen Entartung enden.

Abgesehen davon kommt es aber auch noch darauf an, ob den gesunden Zellen genügend Sauerstoff angeboten wird. Wenn ihr Sauerstoffbedarf nicht befriedigt wird, kann die Zelle ebenfalls zum Übergang auf den Notstoffwechsel durch Gärung gezwungen werden. Solche Sauerstoffmangelzustände sind heute verbreitet. Rund die Hälfte aller Bewohner der Industrienationen leidet unter dauernder Fehlatmung, bevorzugt hektischer Kurzatmung. Sie steht teils mit Streß und anderen seelisch-nervösen Einflüssen, teils mit der vorwiegend sitzenden Lebensweise des heutigen Menschen ohne ausreichende Bewegung an der frischen Luft in Zusammenhang. Im Sitzen wird normalerweise nur oberflächlich geatmet und dementsprechend wenig Sauerstoff aufgenommen, jede körperliche Anstrengung dagegen vertieft automatisch die Atmung.

Sicher kann Sauerstoffmangel durch Bewegungsarmut allein noch keine krebsige Zellentartung verursachen. Zusammen mit falscher Ernährung und Schadstoffen der Umwelt erhöht er das Krebsrisiko aber erheblich. Deshalb gehört zur ganzheitsmedizinischen Krebstherapie, wie sie Professor Douwes praktiziert, neben der Ernährungsumstellung auch ein Bewegungsprogramm.

Die Bedeutung der vermehrten Sauerstoffaufnahme durch Bewegung zur Krebsvorsorge konnte inzwischen auch in wissenschaftlichen Untersuchungen belegt werden. Der »Vater« des Joggings in der Bundesrepublik, Dr. Ernst van Aaken, berichtet zum Beispiel von einer Gruppe älterer Langstreckenläufer, die sich alle im kritischen Krebsalter befanden. Nach der statistischen Wahrscheinlichkeit hätten während des fünfjährigen Beobachtungszeitraums mehrere Männer aus dieser Gruppe an Krebs erkranken müssen. Tatsächlich trat jedoch kein einziger Fall (und übrigens auch kein Herzinfarkt) auf. Das unterstreicht die Bedeutung eines dem individuellen Leistungsvermögen angepaßten Bewegungsprogramms im Rahmen der Vorsorge, Therapie und Nachsorge von Krebs nach einem ganzheitsmedizinischen Konzept. Gerade im Rahmen der Rehabilitation sollte großer Wert auf die Bewegungstherapie gelegt werden.

Seelische Krebsfaktoren

Körper und Seele bilden eine Einheit und stehen in ständiger Wechselbeziehung miteinander. Deshalb können seelische Faktoren die körperliche Gesundheit in Mitleidenschaft ziehen, während umgekehrt Störungen der organischen Funktionen das Seelenleben beeinträchtigen. Mit diesen Zusammenhängen befaßt sich die psychosomatische Medizin, eine noch relativ junge naturwissenschaftliche Disziplin. Seit Mitte der 60er Jahre untersuchte sie auch seelische Einflüsse bei der Entstehung von Krebskrankheiten. Die vor kurzem veröffentlichten Ergebnisse der ersten Langzeituntersuchungen zeigen einige bemerkenswerte Beziehungen auf. Sie lassen keinen Zweifel daran, daß seelische Störungen in vielen (oder allen?) Krebsfällen eine mehr oder minder wichtige Rolle spielen. Insbesondere die folgenden Faktoren sind bedeutsam:

- Die meisten Krebskranken stammen aus einem lieblosen Elternhaus, in dem Gefühle nie richtig zum Ausdruck gebracht wurden.
- Auch als Erwachsene lernen sie meist nicht, richtig mit ihren Gefühlen umzugehen, sondern neigen dazu, sie zu unterdrücken.
- Mindestens ein Elternteil (oft auch beide) legte in der Erziehung häufig großen Wert auf Fleiß, Leistung und starre Einhaltung strenger sozialer und moralischer Normen, was später oft unkritisch beibehalten wird.
- Viele neigen dazu, ihre eigenen Bedürfnisse weitgehend zu unterdrücken, was bis zur Selbstverleugnung und Selbstaufopferung reichen kann.
- Nicht zuletzt streben viele zeitlebens nach einer künstlichen Harmonie mit ihrer Umwelt und vor allem in der Familie, wobei Konflikte unter den Teppich gekehrt und Aggressionen unterdrückt oder gegen die eigene Person gerichtet werden, um nach außen eine heile Fassade vorzutäuschen.

Weitere seelische Krebsrisiken stehen mit der lebensgeschichtlichen Entwicklung und der aktuellen Lebenssituation in Zusammenhang. Darauf kann an dieser Stelle nicht weiter eingegangen werden, weil es zu viele solcher individuellen Faktoren gibt.

Abgesehen davon darf man natürlich nicht vergessen, daß die Diagnose Krebs für Betroffene immer eine hohe seelische Belastung darstellt. Sie kann zur tiefen Angst und Verzweiflung führen und den Lebenswillen zer-

stören – denkbar ungünstige Voraussetzungen für eine erfolgreiche Behandlung, die auf die Mitarbeit des Patienten angewiesen ist. Deshalb müssen Diagnose, Therapie und Nachsorge psychotherapeutisch begleitet werden, wie es auch dem Konzept der Sonnenberg-Klinik entspricht.
Die Bedeutung des Glaubens an die Heilung darf nicht unterschätzt werden. In der Fachliteratur gibt es verschiedene genau dokumentierte Fälle, in denen allein die Kraft der positiven Selbstbeeinflussung eine aussichtslose Krebskrankheit überwand. Trotz solcher überzeugenden Beweise schenkt die offizielle Krebsmedizin den seelischen Krebsfaktoren bisher noch viel zuwenig Beachtung.
Wie das Seelenleben mit zur Krebsentstehung beiträgt, konnte bisher noch nicht zufriedenstellend geklärt werden. Sicher wissen wir aber, daß Streß jeder Art die Abwehrkräfte des Körpers schwächt. Die oben beschriebenen, für viele Krebskranke typischen Verhaltensweisen bedeuten zweifellos einen ständigen schädlichen Streß, der die Abwehr entarteter Zellen lähmen kann. Hinzu kommt, daß das vegetative, unserem Willen nicht unterstehende Nervensystem als eine Art Vermittler zwischen Körper und Seelenleben arbeitet. Es ist für zahlreiche Körperfunktionen zuständig, die automatisch ablaufen, unter anderem auch für die Steuerung des Stoffwechsels. Deshalb läßt sich nicht ausschließen, daß seelische Störungen über das vegetative Nervensystem in den Stoffwechsel eingreifen und so den Übergang zur Gärung in den Zellen begünstigen.
Auch wenn die Zusammenhänge zwischen Krebs und Seelenleben also noch weitgehend ungeklärt sind, spricht die praktische Erfahrung für die Ergänzung der körperlichen Krebsvorsorge, -behandlung und -nachsorge durch Psychotherapie und Selbsthilfegruppen. Professor Douwes und Mitarbeiter bevorzugen dabei die Simonton-Methode, auf die wir später noch zu sprechen kommen (siehe Seite 98).

Geopathogene Reizzonen – okkult oder ernstzunehmendes Krebsrisiko?

Praktisch völlig ignoriert werden von der offiziellen Krebsmedizin die umgangssprachlich als »Erdstrahlen« bezeichneten geopathogenen Reiz- und Störzonen. Wer sich damit überhaupt befaßt, gerät rasch in den Ruf, unseriösen Okkultismus zu betreiben. Dabei ist es gerade die Mißachtung solcher Faktoren, die Scharlatane erst auf den Plan ruft und eine kritische, aber vorurteilsfreie Erforschung verhindert. In den USA und anderen Staaten dagegen untersuchen sogar namhafte Wissenschaftler schon seit längerer

Zeit solche Phänomene und scheuen sich nicht, öffentlich dazu zu stehen (was bei uns das Ende einer akademischen Karriere bedeuten könnte).
Nach heutigem Wissensstand scheint es über den Kreuzungen von Wasseradern, über Verwerfungen der Erdkruste und anderen geologischen Besonderheiten eine Erhöhung der natürlichen Erdstrahlung zu geben. Sie läßt sich allerdings nur schwer exakt nachweisen, weil dazu geeignete Meßgeräte fehlen. Erkennbar wird sie hauptsächlich an ihren Auswirkungen, die vermutlich insbesondere über das vegetative Nervensystem zu körperlichen und geistig-seelischen Funktionsstörungen führen. Begabte Menschen können die Strahlung auch mit Hilfe von Ruten feststellen, aber das gehört natürlich nicht zu den anerkannten exakten Meßverfahren.
So ungewöhnlich, wie es zunächst scheinen mag, sind solche nicht genau nachweisbaren Phänomene keineswegs. Die moderne Physik zum Beispiel kann die Energie (und darum handelt es sich letztlich auch bei der Erdstrahlung) auch nicht direkt darstellen, sondern nur an ihrer Wirkung erkennen. Nur Vorurteile verhindern, daß man das auch den Erdstrahlen zubilligt.
In der spärlichen seriösen Fachliteratur zu diesem Problem wird der Stellenwert der Erdstrahlung bei der Krebsentstehung mit 10–50% angegeben. Das wäre bereits so alarmierend, daß man unverzüglich mit der intensiven Erforschung beginnen müßte. Manche Autoren gehen sogar davon aus, daß Krebs nur dann entstehen kann, wenn geopathogene Reizzonen die Voraussetzungen dafür schaffen, daß andere Faktoren die Erbinformationen in den Zellen verändern können. Zuverlässig beurteilen läßt sich diese Aussage allerdings noch nicht. Da aber diese Phänomene keineswegs ignoriert werden können, sollte gerade hier eine systematische Forschung einsetzen. Es ist zu begrüßen, daß sich auch Frau Dr. Veronica Carstens um die Aufklärung der Geopathie bemüht, so daß vielleicht in wenigen Jahren mehr Klarheit herrschen wird.

Früherkennung rettet Leben

Gleichgültig ob Krebs schulmedizinisch oder ganzheitlich behandelt wird, die Heilungschancen sind stets am günstigsten, wenn die Therapie so früh wie möglich beginnt. Der entscheidende Nachteil der offiziellen Krebstherapie wird aber auch dann deutlich, wenn ein winziger Tumor entdeckt wird, der sich mit Sicherheit noch nicht über seine sichtbaren Grenzen hinaus ausgedehnt hat: Sie entfernt lediglich die örtliche Geschwulst, aber nicht die Ursachen, die erst zur Krebsentstehung führten. Das Risiko eines Rückfalls jedoch erhöht sich, wenn nach der Tumorentfernung keine ganzheitliche Nachsorge durchgeführt wird, die sich gegen Abwehrschwäche, Stoffwechselentgleisung und seelische Krebsfaktoren richtet.
Noch bessere Aussichten als die Früherkennung eines Tumors bietet natürlich die Diagnose jener Störungen, die jahre- bis jahrzehntelang vorausgegangen sind. Wenn sie rechtzeitig erkannt werden, kann noch echte Krebsvorsorge betrieben werden, die verhindert, daß überhaupt eine bösartige Geschwulst entsteht. Aber das setzt eben voraus, daß Krebs nicht als örtliche, sondern als Allgemeinerkrankung verstanden wird.

Harmlose Hinweise auf mögliche Krebsrisiken

Die Ganzheitsmedizin versucht, nicht erst den kleinen Tumor so früh wie möglich zu erkennen, sondern setzt lange vorher bei den noch weitgehend harmlosen Gesundheitsstörungen an, die durch falsche Ernährung, Sauerstoff-, Bewegungsmangel und andere Fehler der Lebensführung entstehen und die Voraussetzungen für Abwehrschwäche und Stoffwechselstörung schaffen, die schließlich zur Zellentartung führen. Zu den wichtigsten Allgemeinsymptomen, die darauf hinweisen können, gehören vor allem:

- *Neigung zur Nervosität mit Abgespanntheit* und abnormer Ermüdung, Appetitmangel, Gewichtsverlust, zum Teil auch Zittern der Hände, Schweißausbrüche und depressive Verstimmungen.
- *Zahnfleischbluten,* vor allem wenn es spontan oder beim Zähneputzen auftritt und starker Zahnstein besteht.

- *Abnorme Veränderungen an Haut und Schleimhäuten,* wie trokken-rissige Haut, übermäßige Verhornung und Schwielenbildung, schuppige Ringe um die Nasenflügel, ungewöhnliche Verfärbungen, auffällige Rötung der Zunge und/oder innen an den Lippen.
- *Veränderungen an den Haaren und Nägeln,* insbesondere stumpfes, glanzloses Haar, abnormer Haarausfall und harte, brüchige Nägel mit deutlicher oberflächlicher Streifung.
- *Verzögerte Wundheilung* und schlechte Vernarbung von Wunden.
- *Abnorme blaue Flecken der Haut,* die sich nicht aus stumpfer Gewalteinwirkung von außen erklären lassen.
- *Druckempfindliche Schwellungen* an den Innenseiten der Unterschenkel.
- *Blutarmut,* unter der hauptsächlich Frauen im gebärfähigen Alter und ältere Menschen leiden.
- *Abnorme Anfälligkeit für Infektionskrankheiten,* die auch besonders schwer verlaufen und lange dauern; dazu gehört auch die Gürtelrose, die nicht mehr als harmlos angesehen werden kann, weil sie meist auf ausgeprägte Abwehrschwäche und manchmal schon auf Krebs im Vor- oder Frühstadium hinweist.

Abgesehen von der Gürtelrose deuten alle diese Symptome noch nicht auf Krebs hin, sondern sind relativ harmlos. Dahinter stehen meist Mangelzustände als Folge falscher Ernährung oder andere Gesundheitsstörungen, die mit Fehlern der Lebensweise in Beziehung stehen. Daraus kann – muß aber nicht – später einmal eine bösartige Geschwulst entstehen. Durch konsequente Umstellung der falschen Ernährung und Änderung anderer Fehler der Lebensführung, die solche Warnzeichen verursachen, lassen sich Abwehrschwäche und Stoffwechselstörungen wieder beseitigen, und das Krebsrisiko wird vermindert. Bestehen die Symptome trotz solcher Maßnahmen fort, empfiehlt sich baldige fachmännische Untersuchung, damit eine gezielte Behandlung eingeleitet werden kann. Gürtelrose und andere schwerere Infektionskrankheiten müssen stets vom Therapeuten behandelt werden.

Die sieben Warnzeichen des Krebses

Während die im vorigen Kapitel genannten Beschwerden darauf hinweisen, daß irgendwann im Lauf des weiteren Lebens günstige Voraussetzungen für die Entwicklung von Krebs eintreten können, deuten die folgenden Warnzeichen unter Umständen auf eine bereits bestehende Geschwulstkrankheit im Frühstadium hin, die noch keine anderen, eindeutigeren Symptome verursacht:

- *Abnorme Abmagerung,* anhaltende Abgespanntheit, auffällige Blässe und andauernde Magen-, Darm- und/oder Schluckbeschwerden.
- *Chronischer Husten* und/oder anhaltende Heiserkeit (vor allem bei Rauchern krebsverdächtig).
- *Schlecht oder nicht heilende Wunden* und Geschwüre.
- *Alle Veränderungen an Muttermalen,* Leberflecken und Warzen, insbesondere wenn diese sich plötzlich vergrößern, mit einem roten Hof umgeben sind oder dunkel werden.
- *Knoten und Verdickungen in oder unter der Haut,* vor allem in den Brustdrüsen der Frau oder an den Hals-, Achsel- und Leistenlymphknoten; Frauen sollten regelmäßig einmal monatlich vor dem Spiegel nach Anleitung des Therapeuten die Brüste selbst auf solche Knoten untersuchen, dadurch könnte nach Schätzungen der Fachleute die Früherkennung und Heilung des häufigen Brustdrüsenkrebses verdoppelt werden.
- *Ungewöhnliche Blutungen oder Ausfluß aus der Scheide,* insbesondere bei Frauen ab dem 35. Lebensjahr, während und nach den Wechseljahren.
- *Abnorme Absonderungen aus natürlichen Körperöffnungen,* vor allem Blutungen und eitrige Ausscheidungen, insbesondere blutiger Urin mit Schmerzen oder anderen Störungen beim Wasserlassen, aber auch ungewöhnliche Ausscheidungen aus der Nase und anderen Körperöffnungen.

Abgesehen von diesen klassischen Frühwarnzeichen sind auch alle anderen ungewöhnlichen, länger als einige Tage anhaltenden oder häufiger wiederkehrenden Beschwerden Anlaß zur baldigen fachmännischen Untersuchung.

Natürlich müssen alle genannten Beschwerden nicht auf Krebs zurückzuführen sein. Es gibt zahlreiche andere Ursachen dafür, aber sie treten

eben oft (leider nicht immer) auch bei Krebs im frühen Stadium auf. Klarheit kann immer nur die gründliche Untersuchung bringen. Auch wenn dabei kein Krebs entdeckt wird, ist die Diagnose nicht überflüssig, denn hinter solchen Symptomen stehen behandlungsbedürftige Krankheiten, die nicht auf die leichte Schulter genommen werden dürfen.
Die Bedeutung der Früherkennung von Krebskrankheiten anhand solcher Frühwarnzeichen ist unumstritten. Jeder sollte sich diese möglichen Frühwarnzeichen des Krebses einprägen und sofort den Arzt konsultieren, wenn er eines davon bei sich feststellt.

Untersuchungen zur Früherkennung

Im Mittelpunkt des schulmedizinischen Konzepts stehen die Untersuchungen zur Früherkennung von Krebskrankheiten. Sie sollen bösartige Geschwülste so früh wie möglich der Behandlung zuführen, weil dann die Heilungsaussichten noch am günstigsten sind. Eine Krebsvorsorge ist allerdings nicht mehr möglich, denn es besteht ja bereits ein Tumor.
Die Früherkennungsuntersuchungen müssen sich auf einige wenige, häufige Krebskrankheiten beschränken, bei denen sie einfach durchzuführen sind. Das setzt ihnen Grenzen, obwohl im Rahmen der Untersuchungen einige besonders weitverbreitete Tumorformen erfaßt werden. Kritiker dieser Untersuchungen verweisen allerdings nicht unberechtigt darauf, daß zum Beispiel der häufige Bronchialkrebs dabei nicht diagnostiziert wird und – ein noch gewichtigeres Argument – mancher Krebs erst durch die Manipulationen während der Untersuchung vom »Haustierkrebs« zum gefährlichen, rasch wachsenden »Raubtierkrebs« (wie der umstrittene Professor Hackethal es ausdrückt) entartet.
Trotzdem leisten die Früherkennungsuntersuchungen einen nicht zu unterschätzenden Beitrag zur erfolgreicheren Krebsbekämpfung und sollten von möglichst vielen Berechtigten wahrgenommen werden. Das ist bislang nicht der Fall, vor allem Männer lassen sich viel zu selten untersuchen. Aber das kann nicht weiter verwundern, wenn man bedenkt, daß die Heilungsaussichten bei schulmedizinischer Krebstherapie noch relativ gering sind. Viele wollen deshalb überhaupt nicht wissen, ob sie an Krebs leiden, solange noch keine Symptome bestehen. Aber diese Vogel-Strauß-Politik kann natürlich auch nicht empfohlen werden, denn wenn ein Tumor erst einmal deutliche Beschwerden verursacht, kann es für die Heilung endgültig zu spät sein.

... für Frauen

Nach den gesetzlichen Regelungen besteht bei Frauen ein Anspruch auf die folgenden Untersuchungen zur Krebsfrüherkennung:

- *Krebserkrankungen im Genitalbereich*, insbesondere Gebärmutterhals-, Scheidentumoren und Geschwülste der Gebärmutterhöhle;
- *Krebs der Brustdrüsen* (die aber trotz regelmäßiger Untersuchungen noch einmal monatlich selbst kontrolliert werden sollten).

Der Anspruch auf die Untersuchung zur Früherkennung von Brustdrüsen- und Genitalkrebs besteht einmal jährlich bereits ab dem 20. Lebensjahr und sollte regelmäßig wahrgenommen werden, weil die Heilungsaussichten bei solchen Krebsfrühstadien sehr günstig sind.
Ferner besteht altersangepaßt für Frauen der Anspruch auf Früherkennungsuntersuchungen von Haut-, Dickdarm- und Mastdarmkrebs, deren Heilungsaussichten bei früher Diagnose ebenfalls günstig sind.
Selbstverständlich können bei Bedarf unabhängig von diesen Untersuchungen auch häufigere und andere diagnostische Maßnahmen durchgeführt werden. Das richtet sich nach dem Einzelfall und wird vom Arzt veranlaßt.

... für Männer

Obwohl der Bronchialkrebs bei Männern rund 25% aller Krebserkrankungen ausmacht, wird im Rahmen der Früherkennungsuntersuchungen danach nicht gesucht. Das erklärt sich aus den Problemen der Frühdiagnose bei dieser Krebsart, die nicht so einfach und relativ zuverlässig möglich ist wie bei den anderen Krebskrankheiten. Inzwischen wird aber an der Entwicklung einer Speicheluntersuchung gearbeitet, die vielleicht in absehbarer Zeit auch zu den Routineuntersuchungen gehören wird. Ein Anspruch auf eine jährliche Früherkennungsuntersuchung besteht für Männer ab dem 45. Lebensjahr für folgende Krebsformen:

- *Krebs der Vorsteherdrüse*, eine verbreitete Geschwulstkrankheit, deren Heilungsaussichten bei Frühdiagnose recht gut sind; allerdings behaupten gerade hier manche Fachleute, daß durch die Manipulationen während der Untersuchung der Übergang vom langsam oder nicht weiter wuchernden »Haustierkrebs« zum sich rasch ausbreitenden »Raubtierkrebs« beschleunigt werden kann; trotzdem sollten Männer ab 45 Jahren diese Möglichkeit zur Früherkennung von Prostatakrebs doch regelmäßig nutzen;

- *Krebsgeschwülste am Dickdarm und Mastdarm,* die jenseits der Lebensmitte bei Männern vermehrt auftreten und bei rechtzeitiger Diagnose geheilt werden können;
- *Hautkrebs,* der bei Frühdiagnose meist sehr gute Heilungsaussichten aufweist;
- *Krebs der äußeren Geschlechtsteile.* Auch hier gilt wieder, daß unabhängig vom Alter und den Abständen von zwölf Monaten im Einzelfall bei Bedarf häufigere oder weitere Untersuchungen zur Krebsfrühdiagnose durchgeführt werden können.

Vorsorgliche Untersuchungen bei Risikogruppen

Abgesehen von den in den Katalog der gesetzlichen Früherkennungsmaßnahmen aufgenommenen Untersuchungen, die bei einer großen Zahl von Patienten leicht, rasch und recht zuverlässig durchgeführt werden können, gibt es noch viele andere diagnostische Maßnahmen zur Frühdiagnose von Krebs. Dabei handelt es sich aber um Untersuchungen, die nicht zur allgemeinen Anwendung in Frage kommen, weil sie zum Teil recht aufwendig sind oder nur seltenere Krebserkrankungen erfassen, so daß ihr Einsatz bei einer großen Gruppe nicht zu rechtfertigen ist. Das schließt nicht aus, daß sie im begründeten Einzelfall bei besonderen Krebsrisiken durchgeführt werden. Zu denken ist vor allem an folgende Methoden:

- *Inspektion der Lippen,* Mundhöhle, des Kehlkopfes und Rachens vor allem bei Rauchern und Menschen, die gewohnheitsmäßig hochkonzentrierten Alkohol trinken;
- *Röntgenuntersuchung des Brustkorbs* bei Rauchern;
- *Röntgenuntersuchung des Magens,* Magensaftuntersuchung und Darminspektion bei entsprechenden Beschwerden in diesem Bereich;
- *Untersuchungen der Gallenblase* und -gänge, Nieren und Harnblase vor allem bei chronischen Entzündungen und Steinleiden;
- *Blut- und Knochenuntersuchungen* bei unklaren Symptomen.

Besonders dringlich sind solche zusätzlichen regelmäßigen Untersuchungen, wenn bereits Vorkrebsformen nachgewiesen wurden; zu solchen Präkanzerosen gehören:

- *Schleimhautveränderungen* mit weißlichen, körnigen Flecken bevorzugt an Lippen, Zunge, Innenseiten der Wangen, Rachen, Speiseröhre und an der Bronchialschleimhaut; ferner können solche Leukoplakien (Weißflecken) auch am Gebärmuttermund und an der Scheidenschleimhaut auftreten;
- *Polypen* des Magens, des Dick- und des Mastdarms, in der Gebärmutter, der Harnblase oder im Nasen-Rachen-Raum;
- *umschriebene warzenartige oder schuppige Hautverdickungen* (Keratosen).

Leukoplakien und manche Polypen neigen recht häufig dazu, schließlich in Krebs überzugehen, und müssen deshalb ständig fachmännisch überwacht werden, sofern keine gezielte Behandlung möglich ist. Die Keratosen der Haut führen zwar nur selten zu Krebs, sollten ab und zu aber doch auch fachmännisch beurteilt und bei Bedarf behandelt werden.
Bei bestimmten Risikopatienten kann eine gründliche Generaluntersuchung angezeigt sein, um möglichen Vorkrebsformen und Frühtumoren auf die Spur zu kommen. Die Entscheidung liegt beim Therapeuten, der Patient kann sie ihm durch Selbstbeobachtung erleichtern und sollte außerdem ganz offen über alle möglichen Fehler seiner Lebensführung, die das Krebsrisiko erhöhen können, Auskunft geben, damit eine gezielte Tumorsuche möglich ist.

Tumormarker – eine neue Hoffnung?

Als Tumormarker bezeichnet man Bestandteile und Stoffwechselprodukte der entarteten Zellen, die typisch für sie sind. Sie gelangen oft ins Blut, in andere Körperflüssigkeiten und Gewebe und können zum Teil schon darin nachgewiesen werden. Allerdings steht diese Diagnosemethode noch am Beginn ihrer Entwicklung. Bisher kennt man hauptsächlich folgende Marker:

- *Ektopische Produkte* der Tumorzellen, vor allem verschiedene Hormone;
- *karzinoembryonale (onkofetale) Antigene*, das sind Eiweißstoffe, die nur während der embryonalen Entwicklung Funktionen zu

zu erfüllen haben, bei gesunden Erwachsenen aber nicht oder nur in Spuren nachweisbar sind;

- *onkoplazentare Antigene*, die normalerweise nur vom Mutterkuchen (Plazenta) gebildet werden;
- *Serumproteine*, also Eiweißstoffe im Blut, die bei Krebs, aber auch bei Entzündungen und anderen Krankheiten vermehrt auftreten; sie eignen sich kaum zur Krebsfrühdiagnose, sondern hauptsächlich zur Überwachung des Krankheitsverlaufs nach der auf andere Weise festgestellten Krebskrankheit.

Tumormarker sind heute bereits für viele Krebsarten bekannt, zum Beispiel für Magen-, Dickdarm-, Mastdarm-, Leber- und Bauchspeicheldrüsenkrebs, Tumoren der weiblichen Geschlechtsorgane und der Prostata, Schilddrüsen-, Nebenschilddrüsen-, Nebennieren- und Hirnanhangdrüsentumoren, Nieren- und Blasenkrebs, Knochensarkome, Hautmelanome, Leukämie, Bronchial- und Lungenkarzinome und Krebs des Lymphsystems. Über die diagnostische Bedeutung der verschiedenen Marker besteht allerdings nicht immer eine einheitliche Lehrmeinung. Grundsätzlich eignen sie sich deshalb (und wegen anderer Unsicherheiten) kaum zur gezielten Tumorsuche, sondern in erster Linie zur Überwachung des Therapieerfolgs und zur Frühdiagnose von Rückfällen und Metastasen. Die praktischen Erfahrungen ergaben, daß Tumormarker bei Metastasen und Rückfällen oft schon zu diagnostischen Ergebnissen führen, wenn der neue Tumor auf andere Weise noch nicht erkennbar ist. Da die Mehrzahl der Krebspatienten nicht am Ersttumor, sondern an Metastasen stirbt, können die Tumormarker also in der Nachsorge eine wichtige Rolle spielen.
Für die Zukunft kann man voraussichtlich erwarten, daß Tumormarker auch Frühstadien des Ersttumors entlarven und so die bisherigen Früherkennungsuntersuchungen ergänzen und verbessern. Vielleicht wird es eines Tages auch möglich, allein durch solche Marker zuverlässig das Vorliegen einzelner Geschwülste nachzuweisen oder auszuschließen.

Diagnostische Außenseitermethoden

Da die biologische Ganzheitsmedizin Krebs als Allgemeinerkrankung versteht, kennt sie auch noch verschiedene diagnostische Verfahren, die Krebs in der Entstehungsphase erfassen. Dann ist noch echte Krebsvorsorge möglich. In der offiziellen Krebsmedizin gelten diese Tests als Außenseitermetho-

den und werden überwiegend noch abgelehnt, obwohl sie in der Praxis ihre Aussagefähigkeit unter Beweis stellten.
Unter den verschiedenen Testmethoden sind vor allem folgende hervorzuheben:

- *Carcinochrom-Reagenz-(CCR-)Harntest nach Dr. Gutschmidt,* der bestimmte Ausscheidungsprodukte im Morgenurin nachweist, die auf eine beginnende Stoffwechselstörung, Krebs im Vor- und Frühstadium, ausgeprägte Tumoren, Rückfälle und Metastasen hinweisen können; der Test gibt allerdings keine Auskunft über den Sitz einer Geschwulst; bei regelmäßiger Durchführung kann er lange vor der Zellwucherung bereits auf die Stoffwechselentartung hinweisen, so daß noch echte Vorsorge möglich wird.
- *Kupferchlorid-Kristallisationstest nach Dr. Selawry und Steigbild-Bluttest nach Dr. Kaelin,* die vorwiegend von den Vertretern der anthroposophischen Medizin verwendet werden.
- *Blut-, Harn- und Speicheltests nach Professor Vincan,* die neuerdings mehr an Bedeutung zur Diagnose von Risiken und beginnenden Tumoren gewinnen.
- *Iris-(Augen-)diagnose,* die aus Veränderungen der Regenbogenhaut Rückschlüsse auf Krebsrisiken und beginnende Tumoren zieht.
- *Bestimmung der Selenblutwerte,* ein allgemeiner Krebstest, da inzwischen bekannt ist, daß bei den meisten Krebskranken zu niedrige Selenspiegel vorliegen.
- *Untersuchung der natürlichen Darmkeimbesiedlung (Darmflora),* da praktisch bei allen Krebskranken lange vor der Zellentartung Störungen der Darmbakterien bestehen; bei rechtzeitiger Diagnose und Normalisierung der Darmflora läßt diese Untersuchung also auch noch echte Krebsvorsorge zu.

Die ganzheitsmedizinischen Diagnosemethoden versuchen also größtenteils, nicht erst bestehende Frühtumoren zu erkennen, sondern bereits deren Vorstufen – insbesondere die beginnende Stoffwechselentartung –, so daß noch Krebsvorsorge möglich wird. Da sie von der Schulmedizin nicht anerkannt werden, führen die meisten Ärzte sie aber nicht durch, und die gesetzlichen Krankenversicherungen übernehmen die Kosten nicht. Der Patient sollte die Ausgaben aber nicht scheuen, wenn sein Therapeut im Einzelfall bei Bedarf zu einer solchen Untersuchung rät, um andere diagnostische Ergebnisse abzusichern.

Die wichtigsten Krebskrankheiten – Ursachen, Warnzeichen und Verlauf

Vorsorge und Frühdiagnose von Krebskrankheiten hängen maßgeblich von ausreichender Information über Ursachen, Warnzeichen und Verlauf der verschiedenen Erkrankungen ab. Deshalb wollen wir jetzt die wichtigsten Krebskrankheiten näher beschreiben.

Krebs der Atemorgane

Wenn umgangssprachlich vom Lungenkrebs die Rede ist, meint man damit im allgemeinen das häufige Bronchialkarzinom, der von den Lungenbläschen selbst ausgehende Tumor dagegen kommt selten vor. Darüber hinaus spielt auch noch der Kehlkopfkrebs eine nicht unbedeutende Rolle.

Bronchialkrebs

Das Karzinom der Bronchien kommt heute rund 40mal häufiger als zu Beginn des 20. Jahrhunderts vor. In erster Linie betrifft es Männer über 50 Jahren, die sieben- bis zehnmal häufiger als Frauen darunter leiden. Fast immer handelt es sich dabei um inhalierende Zigarettenraucher. Neuerdings nimmt aber auch die Zahl der betroffenen Frauen deutlich zu, weil sie vor 20–25 Jahren (Latenzzeit) verstärkt anfingen zu rauchen. Da sie aber meist später als Männer mit dem Rauchen beginnen, weniger Zigaretten am Tag konsumieren und nicht so tief inhalieren, werden sie voraussichtlich auch in Zukunft nicht ganz so oft wie Männer am Bronchialkarzinom erkranken.
Zigarettenrauchen gilt als die wichtigste Ursache des Bronchialkarzinoms. Daneben gewinnen heute auch die Umweltverschmutzung und die radioaktive Belastung an Bedeutung; die Fachleute gehen aber davon aus, daß diese Faktoren allenfalls für 10–20% aller Bronchialkrebsfälle mitverant-

wortlich sind. Verzicht auf Nikotin bietet demnach den bestmöglichen Schutz.
Bronchialkrebs gilt als besonders bösartig, weil nur bei frühster Diagnose Aussichten auf Heilung bestehen, andererseits aber kaum typische Frühwarnzeichen auftreten. Zu den unklaren Frühsymptomen, die eine sofortige Untersuchung erforderlich machen, gehört vornehmlich der chronische trockene Reizhusten, der verharmlosend als Raucherkatarrh bezeichnet wird. Der Auswurf ist spärlich und kann fasrige Blutbeimengungen enthalten, die typische himbeergeleeartige Färbung des Auswurfs tritt relativ selten erst im Spätstadium auf. Auch anhaltend schleimiger oder eitriger Auswurf kann krebsverdächtig sein. Häufig besteht auch noch dumpfes, leichtes Druck- oder Fremdkörpergefühl hinter dem Brustbein oder leichter Schmerz im Rücken.
Rauchern über 40 Jahren kann vorsorglich unabhängig von Beschwerden die häufigere Röntgenkontrolle und Untersuchung des Auswurfs als zusätzliche Vorsorgemaßnahme empfohlen werden. Die wirksamste Vorbeugung besteht natürlich im strikten Nikotinverzicht; dadurch bilden sich zum Teil sogar erste Vorkrebsstadien an der Bronchialschleimhaut wieder zurück.
Im weiteren Verlauf des Bronchialkarzinoms treten vermehrt Auswurf und quälender Husten, Atemnot, Gewichtsverlust, schweres Krankheitsgefühl und Schmerzen in der Brust auf.
Das rasch wachsende Bronchialkarzinom neigt frühzeitig zur Metastasierung vor allem in Leber, Gehirn, Nieren, Nebennieren, Knochen und Wirbelsäule. Die Aussaat der Tochterzellen erfolgt über die Blut- und Lymphbahnen.

Lungenkrebs

Da die Lungen als eine Art Filter wirken, treten Karzinome und Sarkome hier vorwiegend durch Metastasierung auf. Diese Gefahr besteht vor allem bei Prostata-, Magen-, Hoden-, Nieren- und Knochenkrebs. Bei Ersttumoren im benachbarten Gewebe kann eine Geschwulst auch direkt auf die Lungen übergreifen, also bei Geschwülsten der Brustdrüsen, Speiseröhre und des Brustfells.
Ersttumoren, die von den Lungenbläschen ausgehen, kommen relativ selten vor.
Die Symptomatik des Lungenkrebses gleicht weitgehend der beim Bronchialkarzinom. Verdächtig sind hartnäckiger Reizhusten mit zunehmendem, meist schleimig-wäßrigem, zum Teil auch eitrigem oder gallertigem

Auswurf, dem Blut beigemischt sein kann, zunehmende Atemnot und schließlich allgemeine Auszehrung mit Verfall der Kräfte. Heilungsaussichten bestehen nur bei frühzeitiger Diagnose, deshalb muß beim geringsten Verdacht sofort gezielt untersucht werden.

Kehlkopfkrebs

Rund die Hälfte aller Hals-Nasen-Ohren-Krebserkrankungen betrifft den Kehlkopf. Das Karzinom tritt vorwiegend bei älteren Männern auf und wird seit einigen Jahrzehnten häufiger. Hauptsächlich erklärt sich das wieder aus Nikotinmißbrauch, außerdem spielt gewohnheitsmäßiger Konsum harter Alkoholika dabei eine nicht zu unterschätzende Rolle. Schließlich können auch chronische Kehlkopfentzündungen, die oft im Zusammenhang mit dauernden Nasen-, Nebenhöhlen- und Rachenentzündungen auftreten, als ständige Reize das Kehlkopfkarzinom begünstigen.

Die Symptome und Behandlungsaussichten sind – abhängig vom Sitz des Tumors – recht unterschiedlich. Die günstigste Prognose besteht beim Stimmbandkarzinom, das frühzeitig zur chronischen Heiserkeit führt und erst recht spät metastasiert. Beim supraglottischen Karzinom oberhalb der Stimmbänder treten Heiserkeit und Druckgefühl als Warnzeichen relativ spät auf, während Metastasen frühzeitig in die seitlichen Halslymphknoten ausgesät werden. Deshalb ist die Prognose ebenso ungünstig wie beim Hypopharynxkarzinom im unteren Kehlkopfbereich, das frühzeitig metastasiert, aber erst spät zu Schluckbeschwerden und Fremdkörpergefühl als Warnzeichen führt.

Grundsätzlich müssen alle nachstehenden Beschwerden, die länger als 14 Tage anhalten, vor allem bei Rauchern als mögliche Warnzeichen des Kehlkopfkarzinoms betrachtet und so rasch wie möglich untersucht werden: Heiserkeit, Schluckbeschwerden, Kratzen, Trockenheit, Fremdkörpergefühl, Lymphknotenschwellungen am Hals, in die Ohren ausstrahlende Schmerzen und Hustenreiz. Zwar deuten solche Symptome oft auf andere Ursachen hin, Klarheit verschafft aber nur die Untersuchung.

Krebs der Verdauungsorgane

Krebskrankheiten treten vor allem im Magen, Dick- und Enddarm häufig auf. Bei frühzeitiger Diagnose bestehen recht günstige Aussichten, auch wenn oft größere chirurgische Eingriffe mit Teil- oder Totalentfernung von Organen erforderlich sind. Ganz allgemein gilt, daß vollwertige Ernährung mit viel Frischkost das Krebsrisiko der Verdauungsorgane vermindert.

Magenkrebs

Das Magenkarzinom betrifft Männer doppelt so oft wie Frauen und beginnt hauptsächlich zwischen dem 40. und 60. Lebensjahr. Die Ursachen sind noch nicht genau geklärt; die Bildung von Nitrosaminen im Magen, chronischer Magensäuremangel, unheilbare Entzündungen und Geschwüre der Magenschleimhaut mit Schwund der Schleimhaut und perniziöse Anämie (eine gefährliche Form der Blutarmut) erhöhen nach heutigem Wissen das Krebsrisiko. Diskutiert wird überdies aber auch die Bedeutung ungünstiger Erbfaktoren.

Magenkrebs verläuft langsam mit Verhärtung der Magenwand oder rasch mit blumenkohlartigen Wucherungen der Magendrüsen. Da beide Formen nach Monaten bis Jahren zu Metastasen neigen, sind die Aussichten auf Heilung nur bei frühzeitiger Diagnose günstig. Dazu kann eine Zweidrittel- oder Totalentfernung des Magens erforderlich werden. Leider scheitert die Frühdiagnose oft am lange Zeit symptomarmen Verlauf. Verdächtig sind vor allem Appetitmangel, Druck- und Völlegefühl und oft Widerwillen gegen Fleisch oder andere Nahrungsmittel, später auch Erbrechen und Abmagerung. Im fortgeschrittenen Stadium kommen fauliges Aufstoßen, schlechter Geschmack im Mund, Schmerzen, Blutbrechen und sichtbare oder nur chemisch nachweisbare (okkulte) Blutbeimengungen im Stuhl hinzu. Insbesondere bei chronischen Entzündungen oder Geschwüren des Magens muß bei solchen Symptomen unverzüglich der Therapeut konsultiert werden, weil es sich dann mit höherer Wahrscheinlichkeit um Krebswarnzeichen handelt.

Dickdarm- und Mastdarmkrebs

Nur 5% der Darmgeschwülste betreffen den Dünndarm, etwa 10% den Blinddarm, 20% den S-förmigen unteren Dickdarm, 15% den übrigen Dickdarm und rund 50% den Mastdarm. Insgesamt 70% aller Darmtumoren treten also in den unteren Darmabschnitten auf, das entspricht ungefähr einem Fünftel aller Krebskrankheiten. Im Rahmen der Vorsorgeuntersuchungen können 70% aller Mastdarmgeschwülste vom Arzt bereits mit dem Finger getastet werden. Das Mastdarm- (Rektum-) karzinom betrifft bevorzugt Männer zwischen 50 und 70 Jahren. Erste Warnzeichen sind häufigerer Stuhldrang mit Schleim, später auch Blut. Im weiteren Verlauf wird der Stuhldrang zur zwanghaften Stuhlentleerung, die Blutbeimengungen nehmen zu, Durchfall kann mit Verstopfung abwechseln, und der Stuhl wirkt oft bandförmig oder ist nur bleistiftdick. Im Unterschied zu Hämorrhoiden, mit denen das Rektumkarzinom oft lange Zeit verwechselt wird, kommt es zwischendurch nicht zur Symptomfreiheit, die Beschwerden nehmen vielmehr allmählich zu. Schmerzen treten aber erst im fortgeschrittenen Stadium auf, wenn der Krebs in der Umgebung auf Nerven drückt.
Beim weiter oben gelegenen Dickdarmkrebs kommt es anfangs zum Wechsel von Durchfall und Verstopfung, später zu Gas- und Kotstauungen und kolikartigen Schmerzen vor allem im rechten Bauch. Solche Symptome können allerdings auch bei der verbreiteten chronischen Darmträgheit entstehen, Klarheit bringt immer nur die rechtzeitige Untersuchung. Im weiteren Verlauf gehen Blut, Schleim und Eiter mit dem Stuhl ab, der Appetit läßt nach, und es kommt zur Gewichtsabnahme und zum stärkeren Krankheitsgefühl.
Dickdarm- und Mastdarmkrebs entsteht als Folge einer ballaststoffarmen, zu fettreichen Ernährung, daneben spielen aber noch andere, weitgehend ungeklärte Faktoren im Einzelfall eine Rolle. Allein durch gesundheitsbewußtere Ernährung ließe sich die Zahl dieser Krebsfälle deutlich verringern.

Leberkrebs

Ersttumoren, die in der Leber selbst entstehen, kommen bei uns selten vor; sie erklären sich fast immer aus chronischer Entzündung oder Schrumpfung (Zirrhose) der Leber. Da Alkoholmißbrauch die Leber schwer schädigt, kann er mit an der Entstehung von Leberkrebs beteiligt sein, außerdem gelten noch die Giftstoffe mancher Schimmelpilze als Risikofaktoren. Hauptsächlich entwickeln sich Lebertumoren aber durch Metastasierung aus

anderen Körpergebieten, weil die Leber ähnlich wie die Lungen als Filter wirkt. Sie wird am häufigsten von allen Organen von Metastasen betroffen, insbesondere bei Krebs an anderen Verdauungsorganen.
Als Warnzeichen treten Bauchwassersucht, Blässe durch Blutarmut und zunehmender körperlicher Verfall auf, die Leber ist vergrößert und grobhöckrig tastbar. Da die Krankheit häufig viel zu spät erkannt wird und die Leber als »Zentrallabor« des Körpers eine entscheidende Rolle spielt, endet Leberkrebs meist innerhalb von sechs bis zwölf Monaten tödlich.

Gallenblasenkrebs

Rund drei Viertel aller Gallenblasenkarzinome entstehen infolge chronischer Reizungen durch Gallensteine, hauptsächlich werden Frauen betroffen (Verhältnis Mann : Frau = 1:5). Meist beginnt die Krankheit nach dem 60. Lebensjahr. Im Frühstadium ist sie nur schwer erkennbar; mögliche Frühwarnzeichen sind ein unklares Druckgefühl in der Gallenblasengegend und allgemeine Verdauungsbschwerden, in fortgeschrittenen Fällen kommt es dann zu zunehmender Gelbsucht, rascher Gewichtsabnahme und starker Blutarmut. Da das Karzinom zur Wucherung in benachbarte Organe (vor allem Leber) und Metastasierung neigt, wird die Prognose im späteren Stadium wesentlich ungünstiger als bei früher Diagnose.
Wegen des Zusammenhangs zwischen Gallensteinen und Gallenblasenkarzinom sollten die Steine möglichst frühzeitig entfernt werden;

Speiseröhrenkrebs

Das Karzinom der Speiseröhre betrifft zu 80% Männer und führt zur Verhärtung der Speiseröhrenwand mit zunehmender Verengung. Erste Warnzeichen treten meist erst im fortgeschrittenen Stadium auf, weil sich der nicht befallene Anteil der Speiseröhrenwand im Frühstadium noch ausdehnt. Die Aussichten auf Heilung sind ungünstig, wenn sich das Karzinom bereits in Nachbarorgane ausgedehnt hat und Metastasen in der Bauchhöhle bestehen.
Zu den Warnzeichen, die Anlaß zur sofortigen Untersuchung sein sollten, gehören vor allem dauernde Schluckbeschwerden, Mundgeruch, Erbrechen und Schmerzen hinter dem Brustbein. Im fortgeschrittenen Stadium kann überhaupt nicht mehr geschluckt werden, das Körpergewicht nimmt rasch ab, und es kommt zum körperlichen Verfall.

Krebs der Geschlechtsorgane

Rund 25% aller bösartigen Tumoren der Frau gehen von den Geschlechtsorganen aus; an erster Stelle steht mit 70% das Karzinom am Gebärmutterhals, gefolgt vom Karzinom des Gebärmutterkörpers mit 20%; die restlichen 10% verteilen sich auf Eileiter, Eierstöcke, Scheide und äußere Schamregion. Hinzu kommt der Brustdrüsenkrebs, mit 22% der häufigste Organkrebs der Frau überhaupt, der rund 6% aller Frauen betrifft. Bei Männern steht dagegen das Prostatakarzinom im Vordergrund der Organkrebskrankheiten.

Brustdrüsenkrebs

Das Mammakarzinom betrifft zu 98% Frauen und beginnt meist zwischen dem 45. und 70. Lebensjahr. Es scheint, daß Frauen, die Kinder geboren und ausreichend lange gestillt haben, nicht so stark gefährdet sind. Ferner besteht (siehe Seite 32) offensichtlich ein Zusammenhang zwischen diesem Karzinom und dem Fettgehalt der Nahrung, da Fette durch Störung des Hormonhaushalts solche Krebskrankheiten begünstigen.
Bei frühzeitiger Diagnose liegen die Heilungsaussichten zwischen 75 und 90%, später sinken sie auf 30% und weniger. Daher sollte jede Frau nach Anleitung durch den Therapeuten regelmäßig selbst Brüste und Achselhöhlen untersuchen, damit verdächtige Knoten und Einziehungen der Brust rechtzeitig erkannt werden. Außerdem werden die Brüste im Rahmen der jährlichen Früherkennungsmaßnahmen vom Facharzt untersucht. Allein durch solche Maßnahmen ließe sich die Sterblichkeit an Brustkrebs entscheidend verringern.
Die Mehrzahl der Brustdrüsenkarzinome beginnt mit einem derben, schmerzunempfindlichen Knoten, der sich wegen der Verwachsungen mit dem übrigen Gewebe kaum verschieben läßt. Im fortgeschrittenen Stadium verwächst die Haut darüber oder die Brustwarze mit dem Tumor und sieht dann wie eingezogen aus. Im weiteren Verlauf durchbricht der Krebs die Haut, ein Geschwür entsteht. Zum Teil führt das Karzinom aber auch zur Schrumpfung der Brust, die kleiner, hart, höckrig und hochgezogen wird, oder breitet sich als derbe Platte großflächig in der Haut des Brustkorbs aus. In seltenen Fällen kommt es zum raschen Krebswachstum mit orangenschalenartiger Verhärtung der Haut oder zum Krebs der Brustwarze, die dann gerötet und rissig wirkt.

Tumoren der Brustdrüsen befallen frühzeitig die Lymphknoten am Rand des Brustmuskels und in der Achselhöhle. Später dringen sie bis zu den Lymphknoten in der Schlüsselbeingrube und unter dem Schulterblatt vor, seltener ins Innere des Brustkorbs. Metastasen treten hauptsächlich in den Oberarm- und Oberschenkelknochen, an der Wirbelsäule und im kleinen Becken auf.

Gebärmutterkrebs

Frühzeitige Diagnose solcher Krebserkrankungen möglichst noch im Vorstadium führt in 70–100% aller Fälle zur Dauerheilung. Da die Frühstadien aber keinerlei Beschwerden verursachen, erfordert das regelmäßige Untersuchungen, die Frauen ab dem 20. Lebensjahr einmal jährlich durchführen lassen sollten.

Beim Gebärmutterkrebs unterscheidet man das Gebärmutterhalskarzinom (70%), das nochmals in Krebs am Muttermund (Portiokarzinom) und im Gebärmutterhalskanal (Kollumkarzinom) unterteilt wird, und den Krebs des Gebärmutterkörpers (Korpuskarzinom 20%), der von der Schleimhaut ausgeht.

Beim Gebärmutterhalskrebs spielen alle Reize eine Rolle, die dort auftreten, wo die Schleimhaut des Halskanals an das Gewebe der Scheidenwand grenzt und teilweise von ihm bedeckt wird. Da nur 5% aller Patientinnen kinderlos sind, scheinen Geburten von einiger Bedeutung zu sein, außerdem Ausfluß, der die Scheidenflora verändert, und wahrscheinlich auch Störungen des Hormonhaushalts durch zu fettreiche Ernährung. Das Alter entscheidet mit über den Sitz des Tumors, weil sich die Gewebsgrenze allmählich vom Muttermund nach oben in den Halskanal verschiebt. Vorwiegend betrifft die Krankheit Frauen zwischen 40 und 60 Jahren.

Die Heilungsaussichten sind ausgezeichnet (nahezu 100%), wenn das Karzinom im Vorstadium 0 durch Früherkennungsuntersuchung diagnostiziert wird. Dann bestehen lediglich Veränderungen an der Oberfläche, die keine Symptome verursachen und nur durch mikroskopische Betrachtung des eingefärbten Zellabstrichs erkannt werden. Nach Monaten bis Jahren beginnt das Wachstum der Geschwulst, erkennbar am oft bräunlich-schmierigen, rötlichen oder fleischfarben-wäßrigen Ausfluß und Blutungen außerhalb der Monatsregel oder in den Wechseljahren, wenn die normale Regelblutung bereits ausgesetzt hat. Blutig-eitriger Ausfluß mit bröckligen Gewebsteilchen, Fieber, Stuhl- und Harnverhaltung sowie Schmerzen deuten dagegen auf ein weit fortgeschrittenes Tumorwachstum hin.

Auch beim Krebs des Gebärmutterkörpers hängen die Heilungsaussichten von der Frühdiagnose ab. Anfangs beschränkt sich das Korpuskarzinom auf die Gebärmutterschleimhaut und wächst allmählich in die Gebärmuttermuskulatur ein (Stadium I), unbehandelt greift es auf den Gebärmutterhals (Stadium II) über, dann auf andere Organe im kleinen Becken (Stadium III) und im Endstadium schließlich auf Harnblase und Mastdarm, wobei es dann auch zu Fernmetastasen kommt. Bei Frühbehandlung im Stadium I erzielt man in 70–80% aller Fälle Dauerheilung.
Als Warnzeichen treten bei Frauen, die noch menstruieren, unregelmäßige Zwischenblutungen auf; nach den Wechseljahren kommt es häufig zu starkem Ausfluß und erneuten Blutungen. Wenn die Blutungen mit eitrigem Ausfluß verbunden sind, Blutarmut, Abmagerung und Schmerzen hinzukommen, ist bereits ein fortgeschrittenes Stadium erreicht.
Zu 80% betrifft das Korpuskarzinom Frauen nach der letzten Monatsblutung. Deshalb müssen grundsätzlich alle Blutungen nach den Wechseljahren als krebsverdächtig gelten, bis die genaue Diagnose feststeht.
Neben Gebärmutter und Gebärmutterhals betreffen etwa 10% aller Genitalkrebse bei Frauen die Scheide, Eileiter und Eierstöcke. Dabei treten folgende Warnzeichen auf:

- *Scheidenkarzinome* führen oft sehr früh zur knotigen Vergrößerung der Leistenlymphknoten als wichtigem Warnzeichen;
- *Eierstockkarzinome* führen zu unklarem Druck- und Völlegefühl im Bauch, die besonders während der Wechseljahre krebsverdächtig sind;
- *Eileiterkrebs* kann auch der Therapeut im Frühstadium nur schwer feststellen, Warnzeichen für die Betroffenen gibt es nicht.

Durch ausreichende Teilnahme aller berechtigten Frauen an den Früherkennungsuntersuchungen ließen sich die Heilungsaussichten bei Genitalkrebs ungefähr verdoppeln.

Prostatakrebs

Krebs der Vorsteherdrüse ist der häufigste Organkrebs bei Männern. Im Frühstadium, das die günstigen Aussichten auf Heilung bietet, treten zunächst keine Beschwerden auf; deshalb sollte jeder Mann ab 45 die jährlichen Früherkennungsuntersuchungen durchführen lassen. Dabei kann der Arzt einen Tumor vom After her mit dem Finger tasten.

Die Symptomatik des Prostatakarzinoms entspricht weitgehend den Beschwerden bei gutartiger Vergrößerung des Organs. Insbesondere gehören dazu Harnentleerungsstörungen mit nächtlichem Harndrang, tropfenweiser Harnentleerung, geringem Druck des Harnstrahls, zum Teil auch Blutbeimengungen im Urin oder (selten) im Samen. Später treten dann durch Metastasierung weitere Symptome in anderen Körpergebieten auf. Das Karzinom neigt frühzeitig zur Aussaat von Tochterzellen vor allem in die Knochen.
Krebs der Vorsteherdrüse scheint mit zu fettreicher Ernährung und anderen verbreiteten Fehlern der Lebensführung in Beziehung zu stehen, die den Hormonhaushalt stören; außerdem kann die anfangs gutartige Prostatavergrößerung entarten. Weitere Faktoren spielen ebenfalls eine Rolle, sind aber noch nicht genau geklärt.

Krebs der Haut

Wenn die Prognosen vieler Fachleute stimmen, kommt in absehbarer Zeit eine Welle von Hautkrebskrankheiten auf uns zu, die sich in erster Linie aus unvernünftigem Sonnenbaden erklärt. Intensive UV-Bestrahlungen können die Haut nämlich derart schwer schädigen, daß sich daraus schließlich Krebs entwickelt. Besonders gefürchtet sind die Melanome, andere Hautkrebsformen verlaufen nicht ganz so bösartig.

Hautkrebsvorstadien

Bei den Präkanzerosen der Haut unterscheidet man Vorstadien im weiteren Sinn, bei denen nach Monaten bis Jahren der Übergang in Krebs möglich oder wahrscheinlich ist; dazu gehören:

- *Hautverdickungen* mit braunen, warzigen Veränderungen, wie sie hauptsächlich durch langjährige übertriebene UV-Bestrahlungen oder Röntgenstrahlen entstehen.
- *Chronische Geschwüre* (vor allem offenes Bein) mit wucherndem, oft blutendem Rand.
- *Schlecht heilende Wunden* und Narben, die häufig aufgekratzt oder auf andere Weise verletzt werden.

- *Weißliche, verhornende Flecke* an Unterlippen und Zunge vor allem bei Pfeifenrauchern.
- *Muttermale (Leberflecke)*, an denen manipuliert wird (vor allem durch Kratzen).

Als Hautkrebsvorstadien im engeren Sinn, die mit großer Wahrscheinlichkeit zu Hautkrebs führen, gelten vor allem:

- *Altersflecke*, die bei manchen Menschen schon mit 40, bei anderen erst mit 70 oder 80 bevorzugt an Hautpartien auftreten, die der Sonne ausgesetzt sind; die bräunlichroten Flecken jucken oft und sind von einem roten entzündeten Hof umgeben; im Lauf der Zeit verkrusten sie, unter der Kruste verdickt sich die Haut, und es entsteht ein kleines Geschwür, aus dem sich allmählich Hautkrebs entwickelt; allerdings dauert das nicht selten so lange, daß die Betroffenen vorher sterben.
- *Hauthorn*, eine Sonderform der Altersflecken, die manchmal einige Zentimeter Länge erreicht; sie tritt hauptsächlich an Stirn, Nase und Ohren auf.
- *Bowen-Krankheit*, ein selteneres Vorstadium mit schuppenden Knötchen im Gesicht und am Körper oder mit geröteten Knötchen an der Vorhaut, der Eichel oder in der Scheide; die Knötchen im Bereich der Genitalien wachsen jahrelang nur langsam, nach dem 50. Lebensjahr können sie sich aber rasch ausbreiten und werden dann nicht selten erst behandelt, wenn bereits die Leistenlymphknoten befallen sind.
- *Paget-Krankheit* an der Brustwarze (vor allem bei Frauen) mit Rötung, Schuppung und Nässen; später kann die Brustwarze allmählich ganz in der Einziehung der Haut verschwinden, die Brust vergrößert sich, und nach unterschiedlich langer Zeit entsteht Hautkrebs.

Krebsvorstadien der Haut sollen frühzeitig behandelt werden, um den Übergang in Krebs zu vermeiden. Die Aussichten auf völlige Dauerheilung sind dann gut.

Basaliome

Dieser Hautkrebs verläuft recht gutartig und tritt hauptsächlich bei alten Menschen, manchmal aber auch in jungen Jahren auf. Wahrscheinlich entwickelt er sich aus stehengebliebenen Haarfollikelkeimen. Bevorzugt befallen werden Augen-Nasen-Winkel, Stirn, Schläfen, Nasenrücken, Handrücken und Nacken.
Die Wucherung beginnt unter der Kruste einer Alterswarze oder auf unveränderter Haut mit einem langsam wachsenden, derben, glasigen Knötchen. Mehrere Knötchen bilden schließlich einen Ring, der in der Mitte geschwürig aufbricht. Im weiteren Verlauf entwickeln sich oberflächlich fressende Geschwüre oder Warzen und Knoten, die ebenfalls geschwürig zerfallen. Zum Teil wächst der Krebs in die Tiefe und kann die Haut ganz zerstören. Bei rechtzeitiger Behandlung erreicht man meist Dauerheilung.

Spinaliome

Dieser Krebs geht von der Stachelzellenschicht der Haut aus und tritt bevorzugt an Gesicht, Hals, Handrücken, an Lippen und Geschlechtsteilen, am After und anderen Körperpartien mit Haut-Schleimhaut-Übergang, manchmal aber auch an röntgenbestrahlter Haut auf. Am Anfang stehen oft Altersflecke oder ein Hauthorn.
Die Wucherung beginnt oberflächlich mit einem warzenartigen Gebilde, das sich rasch in die Umgebung und in die Tiefe ausdehnt und früh auf benachbarte Lymphknoten übergreift. Nach wenigen Wochen kann der Tumor schon faustgroße Knoten und ausgedehnte zerfallende und blutende Geschwüre bilden. Er verläuft im Vergleich zum Basaliom also viel bösartiger.
Als Berufskrankheit treten Spinaliome vor allem bei Schornsteinfegern und Teerarbeitern auf.

Melanome

Diese Hautkrebsform gilt als besonders bösartig, weil sie sich leicht und schnell ausbreitet. Oft kommt es schon nach kurzer Zeit zu Metastasen in anderen Hautpartien. Außerdem greift die Krankheit häufig bald auf innere Organe über. Nur frühzeitige Behandlung – noch besser vorsorgliche Entfernung aller verdächtigen Muttermale und neuer brauner Hautflecke –

führt zur Dauerheilung. Sofortige Untersuchung wird erforderlich, wenn Muttermale sich dunkel verfärben, mit einem roten Hof umgeben sind und zu Blutungen neigen.
Melanome entstehen aus den Hautzellen, die den braunen Farbstoff Melanin bilden. Ausgangspunkt ist oft ein Muttermal, das sich plötzlich rasch ausbreitet, dunkel wird und eine rauhe, höckrige Oberfläche bekommt; nach der Entartung blutet es oft sehr hartnäckig.
An Muttermalen darf nie manipuliert werden, insbesondere darf man nicht kratzen oder Salben anwenden. Nur der Facharzt kann solche Flecken ohne Risiko entfernen.

Blut- und Lymphkrebs

Verschiedene Krebskrankheiten betreffen das Blut- und Lymphsystem. Manche kommen selten, andere häufiger vor. Zum Teil verlaufen sie sehr bösartig, in letzter Zeit wurden aber gerade bei Leukämie auch ermutigende Fortschritte in der Therapie erzielt.

Leukämie

Die krebsartigen Wucherungen beim Blutkrebs betreffen die Bildungsstätten der weißen Blutkörperchen im Knochenmark, in der Milz und in den Lymphknoten. Vielleicht spielen Virusinfektionen bei der Entstehung der Krankheit eine Rolle, aber das ist nicht sicher.
Im allgemeinen führt Leukämie zum Anstieg der weißen Blutkörperchen; gleichzeitig finden sich im Knochenmark und lymphatischen Gewebe große Mengen unterschiedlich reifer weißer Blutkörperchen. Manchmal erhöht sich der Blutwert aber nicht, dafür ist dann das Knochenmark mit weißen Blutkörperchen förmlich verstopft.
Die massenhaft auftretenden weißen Blutkörperchen verdrängen im Knochenmark die Bildungsstätten der roten Blutkörperchen und Blutplättchen. Dadurch kommt es zu Blutarmut und Störungen der Gerinnung mit Blutungen unter die Haut. Da die weißen Blutkörperchen ihre Abwehrfunktionen nicht mehr erfüllen können, treten häufig schwere Infektionen auf, die tödlich ausgehen.
Im Grunde unterscheidet man zwei Formen der Leukämie: Knochenmark- (myeloische) und Milz-Lymphknoten- (lymphatische) Leukämie. Beide können akut oder chronisch verlaufen.

Akute Leukämie entsteht bevorzugt bei Kindern und ähnelt einer schweren Infektionskrankheit; sie geht einher mit hohem Fieber, Haut-, Nasen- und anderen Blutungen, Mundschleimhaut- und Mandelentzündung, schwerem Krankheitsgefühl und meist ausgeprägtem Milztumor. Schon nach Tagen bis Wochen kann sie tödlich enden, neuerdings erzielt man aber bei bis zu 50% der erkrankten Kinder Heilungen.
Die chronische myeloische Leukämie, die häufigste aller Leukämieformen, beginnt schleichend mit allgemeiner Mattigkeit, Völlegefühl, gelegentlichem Nasenbluten, Temperaturerhöhung, Klopfempfindlichkeit der Knochen (oft des Brustbeins) und Milztumor als Warnzeichen; sie kann viele Jahre dauern, wobei oft lange Zeit Beschwerdefreiheit erzielt wird.
Bei der chronischen lymphatischen Leukämie kommt es zu Wucherungen des gesamten lymphatischen Systems, insbesondere von Lymphknoten, Milz, Thymusdrüse und Mandeln; sie beginnt mit Lymphknotenschwellungen am Hals, in den Achselhöhlen und in der Leistengegend, häufig entstehen vor allem im Gesicht Hautknoten. Auch diese Form kann lange Zeit dauern.
Insgesamt wurden in der letzten Zeit die Überlebensaussichten bei Leukämie deutlich verlängert und längere Phasen der Beschwerdefreiheit erzielt. Durch Kombination schulmedizinischer und biologischer Therapien lassen sich diese Ergebnisse weiter verbessern.

Lymphogranulomatose

Diese krebsartige Krankheit verläuft unterschiedlich bösartig und meist chronisch. Sie betrifft bevorzugt Männer zwischen 20 und 40 Jahren. Die Ursachen sind noch ungeklärt, Virusinfektionen könnten eine Rolle spielen. Als erstes Warnzeichen vergrößert sich gewöhnlich ein Lymphknoten am Hals (meist einseitig), später kommen Wucherungen der Lymphknoten am Unterkiefer, in der Achselhöhle, Leistengegend und im Bauchraum hinzu. Anfangs sind die Schwellungen noch gut gegeneinander abgrenzbar, später verbacken sie miteinander. Durch Wucherungen ins Nachbargewebe treten Schmerzen auf, beim Befall des Knochenmarks wird das blutbildende Gewebe zerstört, und es kommt zur Blutarmut.
Weitere Allgemeinsymptome, die im Verlauf der Krankheit eintreten, sind Blutstauungen im Bereich der oberen Hohlvenen, Brustschmerzen, Milz- und Lebervergrößerung, Bauchwassersucht, Blähungen und Durchfall. Fieber tritt meist periodisch auf, wobei die Körpertemperatur einige Tage lang bis zu 40°C erreichen kann.

Im Frühstadium können Lymphknotenschwellungen auch fehlen. Dann kommt es meist zu Juckreiz, Ekzemen und Nesselsucht, begleitet von Blässe, Mattigkeit, Kopfschmerzen und nächtlichem Schwitzen.
Man unterscheidet bei der Lymphogranulomatose die Stadien Ia bis IVb. Im Stadium Ia sind nur ein bis zwei benachbarte Lymphknoten befallen, bei Ib treten zusätzlich Allgemeinsymptome auf. Es gibt unterschiedliche Typen, entsprechend ihrem feingeweblichen Bild, die eine unterschiedliche Malignität aufweisen. Die Heilungsaussichten sind je nach Typ und Stadium verschieden. Man kann heute neben einer echten Heilung selbst im fortgeschrittenen Stadium brauchbare Therapieergebnisse erzielen, wobei auch hier noch Heilungen möglich sind. Die Hodgkinsche Krankheit ist ein gutes Beispiel für die erheblichen Fortschritte, die durch die derzeitigen Therapiemöglichkeiten zu erreichen sind.
Es ist unmöglich, im Rahmen dieses Buchs alle bekannten Krebsformen vorzustellen. Zum Abschluß wollen wir aber noch einige wichtigere kurz behandeln.

Andere Krebskrankheiten

Blasen- und Nierenkrebs

Krebsige Entartung der Blasenschleimhaut, seltener des Muskel- und Bindegewebes der Harnblase, tritt bei Männern nach dem 50. Lebensjahr dreimal häufiger auf als bei Frauen. Als Ursachen diskutiert man verschiedene Karzinogene, insbesondere auch das Zigarettenrauchen, und andere chronische Reizungen; bei uns spielen Infektionen mit Bilharzien als Verursacher keine Rolle, diese Würmer kommen nur in orientalischen Ländern vor. Ehe es zur Entartung kommt, bestehen oft Präkanzerosen, vor allem weißliche Verdickungen der Schleimhaut und gutartige Geschwülste (Papillome), die später in Krebs übergehen können. Sie lassen sich aber nur durch Blasenspiegelung feststellen. Die Heilungsaussichten hängen entscheidend von der Frühdiagnose ab, da Blasenkarzinome bald metastasieren. Zu den ersten Warnzeichen gehört schmerzloses Blutharnen, später kommt meist häufiger Harndrang hinzu. In fortgeschrittenen Fällen treten Schmerzen beim Wasserlassen und schließlich völlige Harnverhaltung auf.
Bei den verschiedenen Nierenkrebsformen ist für den Patienten nur ein Frühsymtom erkennbar – plötzliche Blutungen beim Wasserlassen, die im Gegensatz zu Blutungen bei Entzündungen oder Steinleiden schmerzlos

erfolgen. Behinderte Harnentleerung, Schmerzen und weitere Symptome treten erst in fortgeschrittenen Stadien auf.
Da sich Nierenkrebs zum Teil aus chronischer Reizung bei Steinleiden erklärt, ist bei entsprechenden Befunden Vorsorge durch frühzeitige Entfernung der Nierensteine möglich.

Knochenkrebs

Bösartige Knochenkrankheiten entstehen als Ersttumoren, oft aber durch Metastasen anderer Krebskrankheiten; grundsätzlich kann jedes Karzinom oder Sarkom zu Tochtergeschwülsten in den Knochen führen.
Es würde zu weit führen, die verschiedenen, unterschiedlich bösartigen Knochenkrebsformen ausführlicher zu beschreiben. Als Warnzeichen gelten vor allem umschriebene Schwellungen und Schmerzen, für die es keine andere Erklärung gibt; außerdem kann abnorme Brüchigkeit von Knochen auf Zerstörung der Knochensubstanz durch Krebs hinweisen. Beim geringsten Verdacht muß unverzüglich der Therapeut aufgesucht werden, denn die Heilungsaussichten hängen entscheidend von frühzeitiger Behandlung ab. Zum Teil läßt sich dabei die Amputation eines betroffenen Körperteils nicht umgehen.

Lippen-, Zungen- und Nasenkrebs

Lippenkarzinome entstehen meist an der Unterlippe durch chronische Reizungen, insbesondere bei Pfeifenrauchern. Als Vorkrebsstadium entsteht eine schmerzlose Warze oder weißliche Schwiele, die später in Krebs übergehen kann. Sie sollte regelmäßig kontrolliert oder (besser) entfernt werden, denn durch Metastasierung kann das Lippenkarzinom tödlich enden.
Auch Zungenkrebs steht häufig mit chronischen Reizungen durch Rauchen in Zusammenhang; ferner spielen nicht selten schadhafte Zähne eine Rolle, die ständig die Zunge reizen. Anfangs tritt eine warzenartige oder weißliche Verdickung an der Zunge auf, die leicht entfernt werden kann. Wenn das Karzinom sich erst einmal in Mund und Rachen ausgebreitet hat oder gar metastasiert, sinken die Heilungsaussichten rapide.
Im Nasen-Nebenhöhlen-Bereich treten Karzinome und Sarkome auf, die sich zum Teil aus anfangs gutartigen Polypen entwickeln. Chronische Reize, zum Beispiel das gewohnheitsmäßige Ausatmen von Rauch durch die Nase, verschiedene chemische Dämpfe (unter anderem Formaldehyd) mit

karzinogener Wirkung und chronische Entzündungen mit Schwund der Schleimhaut spielen gleichfalls eine Rolle. Der Krebs greift unterschiedlich schnell auf Gaumen, Rachen und andere Nachbargewebe über und kann schließlich metastasieren. Mögliche Frühwarnzeichen sind blutigschleimiger oder eitriger Ausfluß meist nur aus einer Nasenöffnung und behinderte Nasenatmung; wenn Schmerzen, Gesichtsschwellungen und Sehstörungen auftreten, besteht bereits eine weiter fortgeschrittene Geschwulst.

Geschwülste im Gehirn

Hirntumoren gehen teils von der Hirnsubstanz selbst, teils von den Hirnhäuten aus. Die Prognose ist unklar und hängt hauptsächlich vom Sitz der Geschwulst und der rechtzeitigen Diagnose ab. Verschiedene Formen neigen rasch dazu, sich in gesundes Gewebe auszubreiten und Metastasen zu bilden. Umgekehrt siedeln sich auch nicht selten Metastasen anderer Krebskrankheiten im Gehirn an.
Wodurch Hirntumoren entstehen, ist bisher noch ungeklärt, spezielle Risiken kennt man nicht. Als mögliche allgemeine Warnzeichen treten unter anderem chronische Kopfschmerzen, Sehstörungen, Schwindel, Benommenheit und andere Bewußtseinsstörungen, Erbrechen, Herz-, Atembeschwerden und unerklärliche Formen der Fett- und Magersucht auf. Alle diese Beschwerden können auch andere Ursachen haben, sind aber Anlaß zur sofortigen fachmännischen Untersuchung.

Aktive Krebsvorsorge – Selbstverantwortung für mündige Patienten

Die spezifischen Ursachen vieler Krebskrankheiten sind heute nicht oder nur teilweise geklärt. Das spricht jedoch nicht gegen die Krebsvorsorge. Wenn man Krebs als Allgemeinkrankheit versteht, die lange vor dem örtlichen Tumor mit Abwehrschwäche und Stoffwechselstörungen beginnt, läßt sich aktive Vorsorge betreiben, die das allgemeine Krebsrisiko deutlich senkt.

Tägliche aktive Krebsvorsorge kommt auch dem Bedürfnis der seit einiger Zeit wachsenden Zahl jener Menschen entgegen, die nicht länger bloßes Objekt der Medizin bleiben, sondern selbst Verantwortung für die Erhaltung ihrer Gesundheit übernehmen wollen.

Vorsorge ohne Frust

Viele Kampagnen zur Gesundheitsaufklärung scheitern an der falschen Konzeption. Die Informationen über die Risiken des Rauchens zum Beispiel betonten lange Zeit zu stark die schwersten Folgen und erzeugten dadurch Angst, die Lernprozesse eher behinderte. Andere Konzepte arbeiten mit vielen Vorschriften und Verboten, die – so vernünftig sie im Grunde auch sind – bei vielen Menschen innere Widerstände provozieren. Schließlich gibt es gesunde, wertvolle Ratschläge, die aber so strenge Richtlinien enthalten, daß sie jede Lebensfreude vergällen können.

Professor Douwes, in dessen Therapiekonzept Lebensordnung die Basis darstellt, auf der aufgebaut werden sollte, schreibt zu dieser Problematik in einem seiner Rundbriefe:

»Durch Erfahrung und Verständnis kommen wir sehr viel weiter als bisher, denn eine Medizin, die Vorschriften macht und nur verbietet, kann nicht erfolgreich sein. Langfristigen Bestand haben gesunde Lebensweisen, die Spaß und Freude bringen, nicht zu dauernden Kraftakten gegen Lust und Unlust herausfordern. Die Aktivitäten zur Vermittlung gesunder Lebensweisen sollen als natürlich und vernünftig angesehen werden.«

Krebsvorsorge darf also nie zum ständigen Frust werden, der über allen Verboten keine Lebensfreude mehr aufkommen läßt. Gerade die Freude am Leben gehört mit zur Vorbeugung. Es muß ganz selbstverständlich werden, sich so zu verhalten, daß Ernährung und Lebensweise keine Voraussetzungen für Krebserkrankungen mehr schaffen.

Ganzheitskonzept der Krebsvorsorge

Das ganzheitsmedizinische Vorsorgekonzept beruht auf vollwertiger Kost, ausreichender Sauerstoffversorgung durch körperliche Aktivität, Stärkung der Abwehr und seelischer Vorsorge. Von selbst versteht es sich, daß darüber hinaus alle Karzinogene so weit wie möglich gemieden werden müssen.

Grundsätze krebsfeindlicher Vollwertkost

Um Krebs vorzubeugen, muß keine strenge Diät eingehalten werden, wie viele Menschen fürchten. Die Grundregeln lassen sich in einem Satz zusammenfassen:
Grundlage der täglichen Ernährung bilden möglichst naturbelassene Lebensmittel, wobei Rohkost und Vollkornprodukte im Vordergrund stehen; der Anteil tierischer Nahrung und die übliche übermäßige Fettzufuhr werden reduziert, Zucker und andere denaturierte leere Kalorienträger völlig gemieden.
Damit ist bereits gesagt, worauf es in der vollwertigen Kost, die nicht nur Krebs, sondern auch vielen anderen Krankheiten vorbeugt, besonders ankommt: Sie versorgt den Organismus ausreichend mit allen Nähr- und Vitalstoffen, die für normale Abwehr- und Stoffwechselfunktionen wichtig sind, und vermeidet alles, was diese Körperfunktionen stören kann. Einer wohlschmeckenden, abwechslungsreichen Ernährung steht das keineswegs im Wege, wie oft behauptet wird, im Gegenteil.
Am Anfang der Ernährungsreform muß die Einsicht stehen. Die bloße schematische Einhaltung von Vorschriften, deren Sinn nicht verstanden wurde oder die verbissen ohne innere Überzeugung um der Gesundheit willen eben beachtet werden, nützt wegen der damit verbundenen ständigen Frustrationen wenig. Oft wird eine solche halbherzige Reform bald wieder aufgegeben und vor allem nicht von einer Reform anderer falscher Lebensgewohnheiten begleitet, die ebenfalls zur Vorsorge notwendig ist. Erst wenn die Umstellung der üblichen falschen Zivilisationskost in eine Reform der ge-

samten Lebensweise eingebettet und von innerer Einsicht und Überzeugung getragen wird, kann sie optimal wirken.
Zu den Grundregeln der krebsfeindlichen Vollwertkost gehören besonders:

- *Kalorienknappheit*, damit Übergewicht vermieden wird; normalerweise genügen heute 2 000–2 400 Kilokalorien täglich; dieser Forderung wird man ganz zwanglos ohne umständliche Berechnungen der Kalorien bei jeder Mahlzeit durch eine Ernährungsform gerecht, die ausreichend Rohkost und Ballaststoffe und weniger Fett enthält; bestehendes Übergewicht soll schonend abgebaut und das Normalgewicht lebenslang gehalten werden.
- *Fettarmut*, wobei insbesondere tierische Fette eingeschränkt werden sollen; zwar kommt es in der Krebsvorsorge offenbar auf die Gesamtfettzufuhr, nicht auf den Anteil tierischer und pflanzlicher Fette an, aber Vorsorge soll ganzheitlich betrieben werden und erfordert stärkere Beschränkung der Fettzufuhr insgesamt; täglich sollten nicht mehr als 60 g Fette zugeführt werden (die übliche Kost enthält oft das Doppelte), davon sind nochmals 15–20 g als versteckte, in der Nahrung enthaltene Fette abzuziehen, so daß als Koch- und Streichfette 40–45 g am Tag bleiben; besonders wichtig ist der Verzicht auf teilweise gehärtete Fette, die in vielen Margarinen, Mayonnaisen und Salatölen enthalten sind; sie enthalten unnatürliche Trans-Fettsäuren, die im Verdacht stehen, die Zellmembranen so zu verändern, daß Karzinogene leichter eindringen können.
- *Ausreichende Versorgung mit Rohkost* (mindestens ein Drittel der gesamten täglichen Nahrungsmenge), die möglichst aus biologischem Anbau stammen soll; Salate, Obst und rohes Gemüse, jeden Tag in ausgewogener Mischung zugeführt, decken den Bedarf an Vitaminen, Mineralsalzen, Spurenelementen und Ballaststoffen, sind also unentbehrlich für Abwehr-, Stoffwechsel- und Darmfunktionen.
- *Regelmäßiger Verzehr von Vollkorngetreide*, wie Müsli, Getreidefrischkornbrei, Teigwaren, Backwaren aus vollem Korn und Vollreis, alle mit hohem Gehalt an verschiedenen Vital- und Ballaststoffen und hochwertigem pflanzlichem Eiweiß.
- *Genügend Milchprodukte*, bevorzugt die verschiedenen Sauermilcherzeugnisse, die hochwertiges Eiweiß, Milchsäure (auf den Gehalt an rechtsdrehender Milchsäure achten!) und verschiedene Vitalstoffe enthalten.

- *Einschränkung des üblichen übermäßigen Verzehrs tierischer Nahrungsmittel,* wobei insbesondere Pökel- und Räucherwaren wegen ihres Gehalts an Karzinogenen gemieden werden müssen; viele Fachleute empfehlen auch Verzicht auf Schweinefleisch, das von stoffwechselkranken Tieren stammt und deshalb auch dem Menschen schadet; am besten verzehrt man tierische, möglichst fettarme Nahrung nur zu einer Mahlzeit am Tag als Beilage, nicht – wie üblich – als Hauptgericht; vegetarische Ernährung ist nicht unbedingt notwendig, bei richtiger Zusammenstellung aber sehr gesund.
- *Vermeidung aller denaturierten Kohlenhydrate,* die nur leere Kalorien ohne Vitalstoffe zuführen und deshalb Übergewicht und Mangelkrankheiten begünstigen; dazu gehören insbesondere alle Nahrungsmittel mit Industriezucker, andere Süßigkeiten, Back- und Teigwaren aus Weißmehl, polierter Reis und viele Getränke mit Zuckerzusätzen; natürlich erhöht sich nicht gleich das Krebsrisiko, wenn man ausnahmsweise einmal mäßig von solchen Nahrungsmitteln ißt, aber das darf nicht zur Gewohnheit werden.
- Schließlich ist zu beachten, daß die Kost möglichst *wenig chemische Rückstände* aus der Umwelt und *keine künstlichen Zusätze* enthält, das gilt gleichermaßen für feste Nahrung wie für Getränke; pflanzliche Nahrung sollte deshalb aus biologischem Anbau, tierische aus naturgemäßer Tierhaltung stammen.

Wer sich entschließt, diese wenigen Grundsätze konsequent zu beachten, beugt Krebsrisiken durch falsche Ernährung so gut wie möglich vor und stärkt ganz allgemein die Gesundheit. Anfangs fällt die Umstellung sicher nicht leicht, weil man mit eingefahrenen Gewohnheiten brechen muß, sobald die Reform aber in Fleisch und Blut übergegangen ist und erste Wirkungen zeigt, will man sie meist nicht mehr missen.

Ausreichend Bewegung an der frischen Luft

Zwar hat sich die Zahl der Menschen, die regelmäßig Gymnastik und Sport treiben, in letzter Zeit deutlich erhöht, aber noch immer bilden sie eine kleine Minderheit. Dabei steht heute fest, daß der verbreitete Bewegungsmangel viele Krankheiten begünstigt; auch bei der Entstehung von Krebs spielt er eine Rolle. Das beweist unter anderem die auf Seite 39 bereits erwähnte Untersuchung von Dr. van Aaken mit 120 Langstreckenläufern im kritischen Krebsalter. Während der fünfjährigen Beobachtungszeit erkrankte kein einziger von ihnen an Krebs, obwohl das nach der Statistik zu erwarten gewesen wäre. Daraus folgert Dr. van Aaken, daß »in der Krebsvorbeugung die Sauerstofftherapie durch Lauftraining allen Medikamenten und Kuraufenthalten überlegen ist.«

Durch körperliche Aktivität an der frischen Luft erzielt man verschiedene positive Wirkungen auf den Körper. Speziell für die Krebsvorsorge ist von Bedeutung, daß dadurch der Stoffwechsel angeregt, das Abwehrsystem aktiviert und vor allem die Sauerstofftransportkapazität des Bluts verbessert wird. Das bedeutet also vermehrte Sauerstoffzufuhr und -verwertung, so daß sich die Gefahr des Gärungsstoffwechsels verringert, und gleichzeitig wirksame Abwehr einzelner entarteter Zellen, wie sie wahrscheinlich immer wieder im Körper auftauchen, ehe daraus ein Tumor entsteht. Darüber hinaus wirkt Sport auch noch günstig auf das Seelenleben, sofern er nicht verbissen als bloße Pflichtübung, sondern aus Freude an der Bewegung betrieben wird. Besonders positiv wirkt sich Sport auf die Seele aus, wenn man ihn gemeinsam mit anderen ausübt und dabei soziale Kontakte pflegt.

Grundlage des täglichen Bewegungsprogramms bildet die Gymnastik. Sie wird morgens und abends durchgeführt, bei passender Gelegenheit auch noch zwischendurch als Ausgleich zu einseitigen Belastungen. Abhängig vom persönlichen Leistungsvermögen übt man je fünf bis zehn Minuten lang, nach Möglichkeit immer im Freien, zumindest aber unter offenem Fenster, damit der Körper ausreichend Sauerstoff erhält.

Praktische Anleitungen zur Gymnastik gibt der Therapeut oder ein Sportlehrer im Verein, außerdem stehen dazu genügend Ratgeber in Buchform zur Verfügung.

Zusätzlich zur Gymnastik wird wöchentlich mindestens dreimal für jeweils 30 Minuten ein sportliches Ausdauertraining an der frischen Luft durchgeführt, bei dem möglichst viele Muskelpartien bewegt werden sollen. Dazu eignen sich Jogging, Radfahren, Schwimmen, im höheren Alter auch schon strammes Gehen, im Winter ist zusätzlich Skilanglauf zu empfehlen. Die körperliche Belastung muß stets dem Leistungsvermögen angepaßt werden; am besten bespricht man sie mit dem Therapeuten, um jede Überforderung zu vermeiden. Als Faustregel gilt: Der Puls soll durch die Anstrengung auf 170–180 Pulsschläge minus Lebensalter ansteigen, bei einem 40jährigen also auf 130–140 Pulsschläge in der Minute. Dadurch erzielt man einen ausreichenden Trainingseffekt mit guter Sauerstoffversorgung ohne Gefahr schädlicher Überlastung.

Beim Sport empfiehlt sich ebenfalls die Anleitung durch einen erfahrenen Trainer (Sportverein, Lauftreff) oder zumindest ein gutes Buch.
Tägliche Gymnastik, ergänzt durch dreimal wöchentlich je 30 Minuten Sport, bildet die Mindestanforderung. Darüber hinaus findet man im Alltag immer wieder Gelegenheit zum kurzen Training, man denke an den Weg zur und von der Arbeit, Verzicht auf Fahrstuhl und Rolltreppe oder die Radtour nach Feierabend. Auch am Wochenende bieten sich genügend Gelegenheiten zum Radfahren, Wandern und Schwimmen. Die Bewegung soll ganz selbstverständlich zum täglichen Leben gehören, ein natürliches Bedürfnis, dessen Befriedigung die Lebensqualität erhöht und Spaß macht.

Atemtherapie

Ausreichend Bewegung verbessert die Sauerstoffversorgung merklich. Daneben kann zusätzlich Atemtherapie gegen die verbreiteten Atemfehlhaltungen mit oberflächlich-hektischer Kurzatmung betrieben werden. Dadurch verbessert sich nicht nur die körperliche Gesundheit, auch das Seelenleben wird günstig beeinflußt.
Es gibt verschiedene Techniken der Atemtherapie. Grundsätzlich führen alle Entspannungsübungen, wie autogenes Training oder Joga, zur Vertiefung der Atmung. Außerdem kann die Atmung bewußt durch entsprechende Übungen gepflegt werden. Dazu nimmt man sich zwei- bis viermal am Tag etwas Zeit; gewöhnlich genügen 10 bis 20 tiefe Atemzüge im Freien oder unter offenem Fenster, jede Übertreibung schadet. Die Atemtechnik soll möglichst unter fachmännischer Anleitung erlernt werden, um Fehler zu vermeiden. Besonders wichtig ist das für Menschen mit Erkrankungen der Atemwege oder des Herzens. Wir wollen darauf verzichten, bestimmte Atemtechniken vorzustellen, und nur kurz die Grundsätze der Übungen beschreiben:

- Pflege der Atmung beginnt mit dem Ausatmen, das länger als die Einatmung dauert;
- zwischen tiefer Ausatmung und Einatmung liegt immer eine kurze Atempause;
- die Einatmung erfolgt kräftig durch die Nase, und zwar vornehmlich mit Hilfe des Zwerchfells tief in den Bauch.

Nach einigem Üben wird die Tiefatmung ganz selbstverständlich, und man behält sie überall ohne bewußte Besinnung darauf bei. Ein gutes Buch über die richtige Atmung leistet beim Üben gute Dienste, kann die fachmännische Anleitung aber nicht ersetzen.
Es genügt freilich nicht, durch Atemtherapie und Bewegung für ausreichende Sauerstoffzufuhr zu sorgen, er muß auch in den Zellen verwertet werden. Dazu trägt vor allem vollwertige Ernährung und Verzicht auf Nikotin bei, das die Atmungsfermente blockiert.

Stärkung der Abwehrkräfte

Vollwertkost und Bewegung an der frischen Luft sowie der Verzicht auf Nikotin und andere Genußmittel tragen entscheidend mit zur Erhöhung der körpereigenen Widerstandskraft bei. Dadurch erreicht man, daß alle entarteten einzelnen Zellen sofort vernichtet und Krankheiten, die Krebs begünstigen, verhindert oder rasch ausgeheilt werden. Zusätzlich kann die Abwehr noch durch andere Maßnahmen verbessert werden. Dabei stehen die folgenden beiden Maßnahmen im Vordergrund:

- *Regelmäßige Abhärtung* durch Kneippsche Kaltwasseranwendungen, Sauna, richtige Bekleidung und Vermeiden der Überhitzung von Wohn- und Arbeitsräumen;
- *Beseitigung chronischer Entzündungsherde im Körper* (vor allem an Zahnwürzeln, Mandeln, Nebenhöhlen, Gallenblase), weil sie die Abwehr schwächen; ihre Behandlung erfolgt notfalls chirurgisch.

Zusätzlich sollten einfache Infektionen (vor allem Erkältung) nicht durch chemische Arzneimittel unterdrückt, sondern durch biologische, die Abwehr steigernde Medikamente aus eigener Kraft überwunden werden, das stärkt die Körperabwehr. Es gibt sogar Hinweise darauf, daß solche Infektionen als »Training« der Abwehr auch für die Krebsvorsorge unentbehrlich sind.
Schließlich darf die Darmflora nicht vergessen werden, die für die Widerstandskräfte mit von Bedeutung ist. Gesunde Ernährung mit ausreichend Ballaststoffen, wenig tierischen Produkten und ausreichend milchsauren Speisen reichen oft dazu aus, bei Bedarf kann die Darmflora durch Arzneimittel normalisiert werden.

Seelische Krebsvorsorge

Obwohl die Psyche bei Krebs eine wichtige Rolle spielt, wird sie oft vernachlässigt. Das führt im Extremfall dazu, daß die körperliche Krebsvorsorge versagt.

Im Mittelpunkt der seelischen Vorsorge steht die Entspannung, kombiniert mit Selbstbeeinflussung und vertiefter Selbsterkenntnis. Dazu eignet sich autogenes Training besonders gut. Schon die einfache Tiefentspannung trägt viel zur Gesundheitsvorsorge bei; über das Nervensystem werden die Körperfunktionen harmonisiert, schädliche Aufregungen und Streßreaktionen vermieden, innere Ruhe und tiefer Schlaf gefördert. Damit ist schon viel gewonnen, weil viele Menschen heute überhaupt nicht mehr abschalten können.

Entspannung bietet aber auch die Möglichkeit zur positiven Selbstbeeinflussung. Dadurch kann man negative Einstellungen, Erwartungen, Ängste und Depressionen abbauen, gesundheitsschädliche Gewohnheiten (wie das Rauchen) leichter verlernen und sogar gezielt körperliche Funktionsstörungen beeinflussen. Es gibt fast keine Störung, die nicht allein oder ergänzend durch positive Vorstellungen gebessert oder geheilt werden könnte.

Schließlich bietet die Entspannung die Möglichkeit zur vertieften Selbsterkenntnis; sie ermöglicht unter anderem ein Leben im Einklang mit sich selbst, Einsicht in weit zurückliegende Ursachen seelischer Fehlhaltungen und deren Verarbeitung. Zugleich begünstigt die innere Harmonie das Zusammenleben mit anderen, stärkt Selbstbewußtsein und Selbstvertrauen und ermöglicht ein erfüllteres, sinnvolleres Leben als Voraussetzung der Lebensfreude. Das alles sind nicht zu unterschätzende Bollwerke gegen Krebs und viele andere Krankheiten.

Autogenes Training und ähnliche Verfahren lernt man im Einzel- oder Gruppenkurs beim Therapeuten oder an der Volkshochschule, notfalls auch im Selbststudium nach einem guten Buch oder einer Tonkassette.

Nicht alle seelischen Krankheitsfaktoren können aus eigener Kraft überwunden werden. Dann hilft nur die frühzeitige fachmännische Psychotherapie als Anleitung zur Arbeit an sich selbst.

Vermeidung der Karzinogene

Krebsvorsorge bleibt Stückwerk, wenn die Karzinogene nicht so weit wie möglich vermieden werden. Das gelingt heute wegen der allgegenwärtigen Schadstoffe aber nur noch begrenzt.
Mit Sicherheit kann man Nikotin und hochkonzentrierten Alkoholika ausweichen. Karzinogene in der Nahrung lassen sich nicht mehr ganz vermeiden, pflanzliche Lebensmittel aus giftfreiem Anbau und tierische Nahrung aus naturgemäßer Haltung gewährleisten aber, daß wenigstens keine unnötigen Karzinogene aufgenommen werden. Darüber hinaus müssen alle Pökel-, Räucherwaren und Nahrungsmittel mit chemischen Zusätzen strikt gemieden werden.
Am Arbeitsplatz läßt sich der Kontakt mit bedenklichen Stoffen durch Schutzkleidung, Atemmaske und andere Sicherheitsvorkehrungen verringern, wenn auch nicht immer ganz ausschließen. Schließlich ist noch an Karzinogene in der Wohnung zu denken, die aus Bauteilen und Einrichtungsstücken (man denke an Holzschutzmittel und Formaldehyd) abdünsten oder als radioaktive Gase (vor allem Radon) von Kacheln und anderen Bauelementen abstrahlen können. Abnorme Infektanfälligkeit, Kopfschmerzen, Leistungsschwäche, dauernde Bronchialkatarrhe, Allergien und ähnliche unklare Symptome können sich daraus erklären und sollten Anlaß zur baubiologischen Untersuchung und – je nach Ergebnis – Sanierung oder Umzug sein. Ein Umzug empfiehlt sich auch, wenn sich die Wohnung nahe bei einer vielbefahrenen Straße, bei Industrieanlagen oder Kernkraftwerken befindet.
Abgesehen von diesen Vorsichtsmaßnahmen tragen gesundheitsbewußte Lebensweise und Ernährung dazu bei, die Auswirkungen der unvermeidlichen Karzinogene abzuschwächen.
Krebsvorsorge ist also ohne Einschränkung der Lebensfreude und -qualität möglich durch Einsicht in Fehler der Lebensweise und die Bereitschaft, diese konsequent abzustellen, um das Krebsrisiko zu minimieren.

Stahl, Strahl und Chemotherapie – das Therapiekonzept der Schulmedizin

Da die offizielle Medizin Krebs nicht als Allgemeinkrankheit versteht, richtet sich ihre Therapie gegen den örtlichen Tumor. Dazu stehen heute neben den klassischen Methoden Stahl und Strahl (also Operation und Bestrahlungen) vor allem noch chemische Arzneimittel mit zellwachstumshemmender Wirkung zur Verfügung. Unbestreitbar lassen sich auch damit Heilungen oder langjährige Besserungen erzielen, und in Teilbereichen der offiziellen Krebsmedizin gelangen in letzter Zeit entscheidende Verbesserungen, insgesamt tritt sie aber auf der Stelle, so daß nach neuen Konzepten gesucht werden muß.

Unvermeidliche Operationen

Jede operativ entfernte Krebszelle verbessert die Chancen des Körpers, die Krankheit vollends zu überwinden. Deshalb lehnt die Ganzheitsmedizin Operationen nicht ab, geht aber auch nicht davon aus, daß damit die Heilung erreicht wird. Selbst bei radikaler Entfernung eines winzigen, frühzeitig erkannten Tumors bleiben Abwehrschwäche und Stoffwechselstörung fortbestehen, und die seelische Situation kann sich sogar noch verschlechtern. Daher muß nach der Operation eine ganzheitliche Nachsorgebehandlung nach dem Konzept von Professor Douwes durchgeführt werden, um Rückfälle und Metastasen zu vermeiden. Manche Fachleute kritisieren sogar, daß bei Operationen nicht selten erst Tochterzellen ausgesät werden. Das ist ein Grund mehr, durch ganzheitliche Nachsorge den Körper in die Lage zu versetzen, seine Abwehrkräfte so schnell und so vollständig wiederherzustellen und die Tochterzellen zu vernichten, ehe ein neuer Tumor daraus entsteht. Durch die Operation wird versucht, den Tumor möglichst tief im gesunden Gewebe auszuschneiden. Dazu werden bei Bedarf das ganze Organ bzw. große Anteile des Organs (zum Beispiel Gebärmutter, Brustdrüse, Magen, Mastdarm), und wenn es notwendig ist auch noch das benachbarte Lymphgewebe entfernt. Dank verbesserter Operations- und Narkosetechniken können solche großen Operationen heute selbst im fortgeschrittenen Lebensalter oder bei stark beeinträchtigtem Allgemeinzustand vorgenommen werden. Allerdings gibt es auch genügend Tumorkranke, bei denen keine Operation mehr möglich ist, sie müssen dann anderen Therapien zugeführt werden.

Strahlentherapie

Die Behandlung mit radioaktiven Strahlen wird teils bei nicht operablen Tumoren, teils zur Nachbehandlung angewendet. Ihre Wirkung beruht darauf, daß Krebszellen etwas empfindlicher als gesunde auf die Strahlen reagieren, also schneller geschädigt werden. Die Unterschiede sind allerdings so gering und die notwendigen Strahlendosen oft so hoch, daß auch gesundes Gewebe geschädigt wird. Hinzu kommt die zum Teil verheerende Wirkung auf die Körperabwehr. Deshalb stehen viele Fachleute der Strahlenbehandlung skeptisch bis ablehnend gegenüber.
Inzwischen gelang es, schonendere Bestrahlungstechniken zu entwickeln, die möglichst wenig gesundes Gewebe in Mitleidenschaft ziehen. Durch die Kreuzfeuer- oder Bewegungsbestrahlung aus verschiedenen Richtungen können Tumoren zum Beispiel genauer getroffen werden. Teilweise wird radioaktives Material auch zur Nahbestrahlung direkt in den Tumor gebracht, manche radioaktive Stoffe können sogar eingespritzt werden und reichern sich speziell im Tumor an, zum Beispiel das radioaktive Jod im Schilddrüsengewebe. Aber alle diese Fortschritte können die Risiken der Strahlentherapie bisher kaum wettmachen. Deshalb sollte sie wirklich nur im äußersten Notfall und stets zusammen mit ganzheitsmedizinischer Behandlung zur Linderung der schlimmsten Folgen durchgeführt werden.

Arzneimittel mit zellwachstumshemmender Wirkung

Seit einiger Zeit gewinnen in der Krebstherapie und -nachsorge chemische Arzneimittel mit zellwachstumshemmender Wirkung (Zytostatika) an Bedeutung. Sie schädigen Krebszellen, die sich rasch teilen, besonders stark, können aber nicht zwischen ihnen und gesunden Zellen unterscheiden. Verheerend kann sich das auf das Knochenmark auswirken, das unter anderem Abwehrstoffe (weiße Blutkörperchen) produziert; wie bei der Strahlentherapie können die Zytostatika die Abwehrfunktionen im schlimmsten Fall völlig lahmlegen.

Es darf aber auch nicht verschwiegen werden, daß man bei manchen Krebsformen durch den Einsatz mehrerer Zytostatika, die Krebszellen in verschiedenen Teilungsstadien schädigen, zum Teil recht zufriedenstellende Ergebnisse erzielt. Das gilt vor allem für manche Leukämieformen, Lymphogranulomatose, Eierstock- und Hodenkrebs. Dennoch gilt auch hier, daß die Risiken nur in Ausnahmefällen gerechtfertigt werden können. Die ergänzende biologische Therapie trägt dazu bei, die Schäden durch Zytostatika in Grenzen zu halten und die therapeutischen Ergebnisse zu verbessern.

Das Konzept der Ganzheitsmedizin zur Krebstherapie und Nachsorge

Während die Schulmedizin den örtlichen Tumor und mögliche Metastasen zu vernichten sucht, geht es der Ganzheitstherapie darum, die Abwehr zu steigern, Stoffwechselstörungen zu beseitigen und das Seelenleben gegen die Krankheit zu aktivieren. Dieses Konzept, das im Fernsehfilm von Prof. Douwes vorgestellt wird, ermöglicht eine umfassende Therapie und Nachsorge, die die häufig einseitige Stahl-, Strahl- und Chemotherapie sinnvoll ergänzt. Sie zielt darauf ab, die Erfolge der Primärtherapie zu sichern und Rückfälle und Metastasen, denen die Mehrzahl der Patienten erliegen, zuverlässiger zu verhindern; die Lebenserwartung erhöht sich, Lebensfreude und Lebensmut als wichtige seelische Faktoren werden gefördert. Das Ganzheitskonzept setzt aktive Mitarbeit des Patienten voraus, aber das empfinden viele als positiv, weil sie dadurch aus ihrer passiven Rolle herausgeführt werden und aktiv an ihrem Gesundungsprozeß mitarbeiten. Dies führt auch dazu, daß bei diesen Patienten die Angst abgebaut wird. Die folgenden Methoden ganzheitsmedizinischer Krebstherapie und -nachsorge orientieren sich an dem Konzept der Sonnenberg-Klinik.

Gesunde Ernährung – Grundlage der Therapie

»Ich kann essen und trinken, was ich will, es ist mir jedenfalls nichts Gegenteiliges gesagt worden«, berichtete im Fernsehfilm ein Patient auf entsprechende Fragen von Professor Douwes. Diese Antwort ist charakteristisch für das Verständnis der offiziellen Medizin, die bisher – ausgenommen bei Krebs der Verdauungsorgane – auf Ernährung als Heilmittel verzichtet. Aus der Sicht der Ganzheitsmedizin dagegen bildet gesunde Ernährung eine unverzichtbare Voraussetzung für die Normalisierung und Optimierung des Stoffwechsels. Bereits Professor Zabel konnte das während seiner 30jährigen Tätigkeit überzeugend nachweisen: Durch optimale Kost erreichte er bei Krebskranken die Besserung der typischen Stoffwechselstö-

rungen und überdies eine deutliche Schmerzlinderung, während Ernährungsfehler – vor allem Genuß von Zucker, Süßigkeiten, Weißmehlprodukten und Schweinefleisch – den Zustand der Patienten wieder verschlechterte.
Im Prinzip entspricht die Nahrung für den Krebskranken der Kostform, die wir bei der Krebsvorsorge (siehe Seite 70 f.) vorstellten. Da sie als Heilmittel angewendet wird, muß sie mit dem erfahrenen Therapeuten besprochen werden. Je nach Einzelfall wird er besondere Diät-Vorschriften verordnen, die strikt einzuhalten sind, auch wenn sie von den nachstehenden allgemeinen Grundsätzen abweichen.

Krebswidrige Bestandteile der Nahrung

Viele Menschen verstehen schwer, daß etwas so Alltägliches wie die Ernährung ein Heilmittel gegen Krebs sein soll. Aber abgesehen davon, daß vollwertige Kost immer die Abwehr- und Stoffwechselfunktionen verbessert, enthält sie noch Wirkstoffe mit spezieller krebsfeindlicher Wirkung. Sie können die Krankheit zwar nicht allein heilen (obwohl es auch dazu vereinzelte Beispiele gibt), aber die übrige Behandlung wirksam unterstützen. Zu den krebswidrigen Nahrungsstoffen gehören vor allem:

- *Hochungesättigte Fettsäuren* (früher »Vitamin F« genannt), die in hochwertigen Ölen und ungehärteten pflanzlichen Fetten, Nüssen, Leinsamen und Kürbiskernen reichlich enthalten sind, wirken bei der Zellatmung und im Zwischenstoffwechsel mit, führen Enzyme zu, erhöhen die Abwehrkräfte und bieten einen gewissen Schutz vor Bestrahlungsschäden; sie werden hauptsächlich zur Rohkost verwendet, da sie beim Erhitzen sehr viel an Wert einbüßen; übermäßig darf man auch sie nicht gebrauchen, da bei Krebs die Gesamtfettmenge von großer Bedeutung zu sein scheint.
- *Enzyme (Fermente)* spielen als »Zündfunken« eine entscheidende Rolle bei den meisten biochemischen Vorgängen; sie können nur mit Rohkost zugeführt werden, weil sie durch Erhitzung zerstört werden; ob bei Krebs allerdings die sauerstoffübertragenden Enzyme wichtig sind, wie sie besonders reichlich in roter Bete enthalten sind und (nach Dr. Seeger) die Zellatmung um das fünf- bis zehnfache verbessern können, ist nicht sicher bekannt.

- *Milchsaure Nahrungsmittel*, vor allem Quark, Sauerkraut und andere milchsauer eingelegte Gemüse, wirken vor allem auf die Darmflora und verhindern Fäulnis im Darm mit Selbstvergiftung des Körpers; bei Krebs ist noch besonders wichtig, daß sie im Darm die Produktion von Vitamin B_2 anregen, das als Bestandteil der Atmungsfermente unentbehrlich für die Zellatmung ist.
- *Sojabohnen*, die heute in verschiedenen Zubereitungen angeboten werden, führen leicht verdauliches, vollwertiges Eiweiß als »Baustoff«, reichlich hochungesättigte Fettsäuren, die wichtigen Vitamine A, B_1 und B_2 und viel Cholin zu, das als Leberschutzstoff und Bestandteil von Lecithin auch als Schutzfaktor bei Krebs von Bedeutung ist.

Diese Beispiele mögen genügen, um den Wert richtiger Ernährung als Heilmittel mit spezieller Wirkung auf verschiedene, bei Krebs gestörte Körperfunktionen zu veranschaulichen. Daneben gibt es noch in vielen anderen Gemüse- und Obstsorten sowie Gewürzen krebsfeindliche Stoffe; hervorzuheben ist zum Beispiel noch der Knoblauch, der unter anderem auch das Karzinogen Benzpyren unschädlich machen kann.

Zusammensetzung der Nahrung für Krebskranke

Die Ernährung besteht aus Nähr- und Vitalstoffen. Krebskranke müssen darauf achten, daß sie beides ausreichend erhalten, um Mangelzustände zu vermeiden. Reichlich sollten bestimmte Vitalstoffe in der Kost enthalten sein, bei den Nährstoffen ist jedes Übermaß zu vermeiden.

Nährstoffe

Eiweiß, Fett und Kohlenhydrate führen dem Körper Kalorien zu und werden zum Teil zur Energiegewinnung verwendet; Eiweiß dient vorwiegend als Baustoff körpereigener Substanz und lebenswichtiger Enzyme.

Eiweiß

Aus den Entwicklungsländern wissen wir, daß Eiweißmangel sich verheerend auf die Gesundheit auswirkt, unter anderem die Abwehr schwächt. Umgekehrt führt aber auch die in den Industriestaaten übliche Eiweißüberfütterung (insbesondere das tierische Eiweiß) zu Gesundheitsschäden.

Krebskranke benötigen täglich 0,7–0,8 g Eiweiß je Kilogramm Körpergewicht, wobei auf hohe Eiweißwertigkeit zu achten ist. Am besten eignet sich die Kombination von Vollkorngetreide mit Milcheiweiß, insbesondere in Form von Quark und Sauermilchprodukten. Außerdem können wöchentlich ein bis drei Eier verzehrt werden. Fleisch verwendet man nur sehr mäßig, möglichst nicht jeden Tag; zu meiden sind fette Fleischwaren, Pökel- und Räucherwaren.

Fett

Die übliche Fettzufuhr mit der Zivilisationskost liegt zum Teil doppelt so hoch wie der Bedarf von rund 60 g am Tag. Damit ist ein höheres Rückfallrisiko bei Krebs verbunden. Daher sollte die Nahrung des Krebskranken höchstens 40 g sichtbares Fett am Tag enthalten, besser noch weniger. Bevorzugt werden hochwertige ungehärtete Pflanzenfette mit reichlich hochungesättigten Fettsäuren als Schutzfaktoren verwendet, gesättigte (vor allem tierische) Fette meidet man weitgehend. Nicht vergessen darf man die versteckten Fette in vielen Nahrungsmitteln, die 20 g am Tag nicht überschreiten dürfen; das erreicht man durch bewußte Auswahl fettarmer Nahrungsmittel, die zudem möglichst fettarm oder fettfrei zubereitet werden.

Kohlenhydrate

Sie sind hauptsächlich für den Energiehaushalt und die Versorgung mit Vital- und Ballaststoffen zuständig; in erster Linie verwendet man dazu Rohkost und Vollkornprodukte, zu meiden sind denaturierte leere Kohlenhydrate, wie Zucker, andere Süßigkeiten und Weißmehlprodukte. Eine Ausnahme unter den Zuckerarten bildet Milchzucker, der zwar kaum süßt, aber als »Futter« für die nützlichen Darmbakterien dient. Um eine ausreichende Zufuhr aller Vitalstoffe zu gewährleisten, werden die Kohlenhydrate naturbelassen (Rohkost) verzehrt, wann immer das möglich ist; man verwendet jeden Tag mehrere Obst- und Gemüsesorten, Salate und Getreide mit unterschiedlichem Vitalstoffgehalt, um eine abwechslungsreiche, wohlschmeckende Ernährung zu gewährleisten.
Vollwertnahrung bedeutet also keine Entbehrungen, die jede Lust am Essen rauben, sie kann und soll vielmehr wohlschmeckend zusammengestellt werden.

Vitalstoffe
Dazu gehören Vitamine, Mineralstoffe, Spurenelemente, im weiteren Sinn auch noch die Ballaststoffe. Einige davon spielen bei Krebs eine besonders wichtige Rolle, und zwar:
Vitamin A, das bei Krebs der Haut und Schleimhäute (auch bei Bronchialkarzinomen) bedeutsam ist;
Vitamin C zur Anregung der Körperabwehr und Vermeidung der Nitrosaminbildung;
Vitamin E, das zusammen mit Vitamin C zellschädigende Molekülbruchstücke (Radikale) unschädlich macht und außerdem das Vitamin A stabilisiert;
Kalium, unter anderem zuständig für das Säure-Basen-Gleichgewicht und die Wirkung einiger wichtiger Enzyme;
Magnesium, ein Mineralstoff mit zahlreichen wichtigen Aufgaben; unter anderem aktiviert er Enzyme, die für die Sauerstoffversorgung notwendig sind;
Selen, ein Spurenelement, das neuerdings viel Bedeutung gewinnt, weil bei den meisten Krebskranken ein Mangel daran besteht; insbesondere zwischen Selenmangel und Brust- oder Dickdarmkrebs bestehen Zusammenhänge; hinzu kommt, daß Selen die Wirkung mancher Giftstoffe der Umwelt (vor allem Kadmium und Quecksilber) verringert; der Vitalstoff kommt hauptsächlich in Vollkorngetreide, Hülsenfrüchten, Nüssen und Spargel vor, bei Bedarf können Selenarzneimittel verwendet werden;
Ballaststoffe, die unter anderem Gifte im Darm binden, die Darmflora fördern und die Stuhlausscheidung normalisieren, sind in erster Linie in Obst, Gemüse und Vollkorngetreide enthalten.
Darüber hinaus sind natürlich auch alle anderen Vitalstoffe wichtig, um die Abwehr-, Stoffwechsel- und anderen Körperfunktionen zu stärken. Durch reichlich Rohkost und Vollkornprodukte wird die ausreichende Zufuhr gesichert; allerdings verarmen die konventionell angebauten pflanzlichen Lebensmittel heute wegen intensiver Nutzung der Anbauflächen und einseitiger Düngung zunehmend an Vitalstoffen, so daß man auch aus diesem Grund biologisch angebaute Produkte vorziehen soll. Bei Bedarf können einzelne Vitalstoffe auch in hoher Dosierung zusätzlich als Heilmittel verabreicht werden, die vollwertige Ernährung macht das aber nicht überflüssig.

Kalorien

Die tägliche Kalorienzufuhr soll so bemessen sein, daß die Nahrung gerade den Bedarf deckt, aber kein Übergewicht entsteht. Im Durchschnitt genügen bei normaler körperlicher Beanspruchung 2 000–2 400 Kalorien am Tag, die übliche Zivilisationskost enthält weit über 3 000 Kalorien täglich. Die Begrenzung der Kalorienzufuhr erreicht man ohne umständliches Berechnen des Kaloriengehalts einzelner Mahlzeiten meist einfach durch Reduzierung der Fettzufuhr und einen Rohkostanteil von mindestens ein Drittel der gesamten Nahrungsmenge eines Tages.

Bei Übergewicht sollte eine schonende Schlankheitskur durchgeführt werden. Dabei ist jede Einseitigkeit zu vermeiden, vorsorglich bespricht man die Reduktionsdiät mit dem Therapeuten. Wenn nach der Operation bei Krebskranken Untergewicht besteht, wird es durch entsprechende vollwertige Aufbaukost nach Anweisung des Therapeuten beseitigt. Mit Sicherheit falsch ist die übermäßige Kalorienzufuhr mit reichlich fetten und tierischen Nahrungsmitteln. Dadurch belastet man den Stoffwechsel zusätzlich ungünstig. Hochwertige, weitgehend naturbelassene Vollwertkost dagegen hilft dem Organismus ohne Gefahr, bald wieder zu Kräften zu kommen.

Zubereitung der Nahrung

Verschiedene Zubereitungsarten eignen sich nicht für die Ernährung Krebskranker. Dazu gehören vor allem das Braten, weil in der Kruste Karzinogene entstehen können, das Grillen über offenem Feuer, das Fritieren und andere Zubereitungen mit reichlich Fett. Als Grundsatz für die Zubereitung aller Nahrungsmittel, die nicht als Rohkost verzehrt werden können, gilt ganz einfach: Sie muß so kurz (schonend) und fettarm wie möglich erfolgen. Schonendste Zubereitungsformen sind kurzes Kochen im bedeckten Topf und Garen im Dampfkochtopf. Das Kochgut darf nicht zerfallen, das Kochwasser soll wegen seines Gehalts an Mineralstoffen wenigstens teilweise zu Suppen oder als Getränk verwendet werden. Im modernen Dampfkochtopf gart man besonders schonend und kann vollständige Mahlzeiten in einem Arbeitsgang zubereiten. Ferner kommen noch das Garen im Ton- (Römer-, Schlemmer-) topf und das Grillen ohne Fett auf dem Elektrotisch- oder -kontaktplattengrill in Frage.

Alu-, Brat- und Backfolien erlauben ebenfalls eine schonende, fettarme Zubereitung; manche Fachleute befürchten aber, daß dabei karzinogene Stoffe austreten könnten. Das ist zwar unbewiesen, aber man sollte vorsorglich auch diesen Einwand bedenken.

Vom richtigen Essen

Die meisten Krebskranken leiden unter Störungen der Darmflora und Mangel an Verdauungssäften. Deshalb können sie die üblichen drei großen Mahlzeiten nicht richtig verdauen und verwerten, sondern leiden danach unter Blähungen, Koliken, Durchfall, Fäulnis- und Gärungsprozessen im Darm, die zur Aufnahme schädlicher Stoffe in den Körper führen. Dem muß durch folgende Maßnahmen vorgebeugt werden:

- *Gutes Kauen und Einspeicheln der Nahrung,* bis sich der Bissen halb verflüssigt hat;
- *Kleine Nahrungsmengen,* die gleichmäßig über den Tag verteilt eingenommen werden, damit jeweils nur so viel Nahrung in den Verdauungskanal gelangt, wie verarbeitet werden kann; gewöhnlich genügt es, die Kost auf fünf bis sechs kleine Mahlzeiten aufzuteilen, in schweren Fällen kann es (nach Dr. Salzborn) notwendig werden, bis zur Besserung 15–30 kleinste Mahlzeiten zu verabreichen, also jeweils alle 20–30 Minuten ein Eßlöffel naturreine Obstsäfte, Rohkost, Diätknäckebrot, später auch warmes Essen; damit erzielte Dr. Salzborn in den 30er Jahren selbst bei aufgegebenen Krebskranken noch so gute Ergebnisse, daß eine Wiener Klinik ihm eine Krebsambulanz einrichtete; die Besserung tritt meist innerhalb eines Monats ein, wenn man zu früh größere Mahlzeiten verabreicht, kommt es zu Rückfällen, die durch Rückkehr zur strengen Diät aber wieder gebessert werden können.

Darüber hinaus wird der Therapeut durch geeignete Arzneimittel die Verdauungssäfte »locken«, die Darmflora normalisieren und Verdauungsenzyme verordnen.

Jogging – dem Krebs »davonlaufen«

Im Fernsehfilm sprach ein Patient aus, was viele Krebskranke denken: »Ich habe mich total zurückgezogen«, sagte der noch ziemlich junge Mann im Gespräch mit Professor Douwes, »weil ich auch das Gefühl habe, ich muß mich schonen und darf mich nicht überanstrengen... Bewegung und Krebs, wie vereinbart sich das?«
Es klingt fast zu einfach, als daß es wirken könnte – aber alle Fachleute, die wie Professor Douwes ganzheitliche Krebstherapie und -nachsorge betrei-

ben, legen Wert auf ein dem persönlichen Leistungsvermögen angepaßtes Bewegungsprogramm. Wie bei der Vorsorge auf Seite 72f. schon angeführt, erklärt sich die Wirkung hauptsächlich aus der mit Bewegung verbundenen Kreislauf- und Stoffwechselanregung, die zur besseren Sauerstoffversorgung und -verwertung führt; außerdem wird die Körperabwehr aktiviert. Darüber hinaus könnten nach den Beobachtungen von Professor F. Schmidt von der Klinischen Fakultät Mannheim der Universität Heidelberg die bioelektrischen Vorgänge, die bei Bewegung auftreten, eine Rolle bei der Zellteilung und damit auch bei Krebs spielen, aber das konnte bisher noch nicht vollständig geklärt werden. Jedenfalls gehört ausreichende körperliche Aktivität zur Krebstherapie und -nachsorge, sobald der Patient dazu wieder in der Lage ist.

Das tägliche Bewegungsprogramm

Was der Krebspatient sich ohne Überforderung an körperlicher Aktivität zumuten darf, hängt vom persönlichen Leistungsvermögen ab und wird vorsorglich mit dem Therapeuten besprochen. Im Lauf der Zeit bessert sich seine Leistungsfähigkeit allmählich, und er kann – wiederum nach Absprache mit dem Therapeuten – schließlich auch ein größeres Bewegungsprogramm absolvieren, wie es untrainierte Gesunde auf Anhieb nicht schaffen. Dadurch werden Körper und Seelenleben günstig beeinflußt.
Wie bei der Vorsorge besteht das tägliche Trainingsprogramm auch zur Therapie und Nachsorge aus zwei Komponenten:

- *Gymnastik* zweimal täglich je 5–10 Minuten, am besten kombiniert mit Atemtherapie nach Anleitung durch den Fachmann;
- *sportliches Ausdauertraining* mindestens dreimal wöchentlich je ½ Stunde lang, wobei sich der Puls normalerweise auf 170–180 Schläge pro Minute minus Lebensalter erhöhen soll.

Zusätzlich gehören noch Wanderungen, flottes Spazierengehen, Radtouren und andere Formen der Bewegung, die zwanglos ohne festen Plan in den Alltag eingebaut werden können, mit zur körperlichen Ertüchtigung. Wichtig ist dabei, daß Bewegung nicht allein wegen der Gesundheit betrieben wird, sondern zu einem Hobby wird, das Spaß macht. Gemeinsames Training mit der Familie, den Freunden, Kollegen oder im Sportverein empfiehlt sich besonders wegen der damit verbundenen sozialen Kontakte.

Jogging

Die positiven Auswirkungen des mäßig schnellen Dauerlaufs, bei dem man nicht außer Atem gerät, sondern sich noch bequem unterhalten könnte, und der Puls auf 120–130 pro Minute erhöht wird, untersuchte man bei Krebs besonders gründlich. Die Ergebnisse fielen so überzeugend aus, daß Joggen uneingeschränkt empfohlen werden kann. Ganz entscheidend kommt es dabei aber auf regelmäßiges Training mindestens dreimal wöchentlich an.

Man beginnt mit kurzen Laufstrecken und steigert allmählich, bis man mindestens ½ Stunde lang durchlaufen kann. Manche Krebspatienten nehmen nach einigem Training sogar an Marathonläufen teil, aber eine solche Strecke muß man nicht unbedingt absolvieren. Amerikanische Studien deuten sogar darauf hin, daß übertriebenes Joggen zur Sucht werden kann und dann der Gesundheit nicht mehr nützt. Deshalb trainiert man besser mäßig mit Freude am Laufen jeden zweiten Tag, das nützt mehr als das verbissene stundenlange Joggen bei Wettkämpfen. Den Umfang des Trainings spricht man ohnehin vorsorglich immer mit dem Therapeuten ab.

Eine sehr wichtige Rolle spielt beim Joggen die richtige Lauftechnik, die unter Anleitung eines erfahrenen Trainers (Lauftreff, Sportverein) erlernt werden sollte, sonst kann es zu Schäden am Fuß, Knie, Hüftgelenk und an der Wirbelsäule kommen. Dazu gehört auch das richtige Schuhwerk, das nach der Beratung im Sportfachgeschäft gekauft wird.

Jogging in der Gruppe macht mehr Spaß als allein; Lauftreffs gibt es heute fast überall, wenn nicht, genügt meist eine Kleinanzeige in der Zeitung, um eine kleine Gruppe zusammenzustellen. Besonders Krebskranke können dadurch angesprochen werden und sich zu einer Selbsthilfegruppe zusammenschließen, die über das Laufen hinaus auch noch andere Aktivitäten pflegt (darauf kommen wir später noch zurück).

Andere Sportarten

Da Sport Spaß machen soll, muß man nicht unbedingt Joggen, sondern kann sich auch eine andere Sportart zum Trainieren auswählen, die den eigenen Neigungen besser entspricht. Grundsätzlich kommt jede Sportart in Frage, die keine plötzliche Kraftentfaltung erfordert, sondern die Ausdauer trainiert.

Gut eignen sich vor allem noch Radfahren, das nach Untersuchungen in USA im Vergleich zum Joggen sogar noch einige Vorteile bietet, und

Schwimmen, aber auch verschiedene Rasenspiele und nicht zuletzt das flotte Spazierengehen und Wandern, das vor allem im höheren Alter schon ausreichend trainiert.
Auch hier ist Regelmäßigkeit wieder oberstes Gebot. Wer nur ab und zu einmal ein wenig Sport treibt und sich dabei als Zeichen der Überforderung einen kräftigen Muskelkater holt, dient seiner Gesundheit bestimmt nicht.

Die wichtigsten Heilverfahren der Ganzheitsmedizin

Vollwertige Ernährung und ausreichende Bewegung bilden die Grundlagen der ganzheitlichen Krebstherapie und -nachsorge, ohne die alle anderen Heilmethoden Stückwerk bleiben. Dem Fachmann stehen darüber hinaus verschiedene praxisbewährte Heilverfahren zur Verfügung, um die Abwehr zu aktivieren und die Stoffwechselstörungen wieder zu normalisieren. Auch an der Sonnenberg-Klinik werden solche Naturheilverfahren erfolgreich eingesetzt.

Herdsanierung – Neuraltherapie

Jeder chronische Krankheitsherd schwächt die Körperabwehr und stört durch Fernwirkung verschiedene Körperfunktionen. Solche Herde müssen selbst keine Beschwerden verursachen, so daß sie lange Zeit unbemerkt bleiben können. Ohne die Sanierung der Herde wirken aber die anderen Heilverfahren meist nicht optimal. Deshalb spielt sie in der biologischen Krebsmedizin eine wichtige Rolle.
Als Herde wirken vor allem tote Zahnwurzeln, chronisch entzündete Mandeln, Nasennebenhöhlen, Gallenblase oder Blinddarm. Zu denken ist aber auch an alte Impf-, Operations- und andere Narben und natürlich an die Narben, die nach der chirurgischen Krebstherapie zurückbleiben. Sie können als Störzonen ähnlich wie Herde auf viele Körperfunktionen ungünstig wirken.
Die schädliche Fernwirkung von Herden und Störzonen läßt sich oft erst durch bioelektrische Messungen (insbesondere Elektroakupunkturdiagnose nach Voll) sicher nachweisen. Zur Entstörung eignet sich hauptsächlich die Neuraltherapie mit Injektion von Lokalanästhetika und ähnlichen Stoffen, zum Teil läßt sich aber auch die chirurgische Herdsanierung nicht

umgehen. Abgesehen von der Entstörung erzielt man durch Neuraltherapie oft auch noch gute Schmerzlinderung, so daß riskante chemische Schmerzmittel und Opiate eingespart werden können oder ganz überflüssig sind.

Bakterielle Symbioselenkung

Die lebenswichtige Darmkeimbesiedlung ist bei Krebspatienten praktisch immer gestört. Das führt einmal zur Belastung des Körpers mit schädlichen Stoffwechselprodukten aus dem Darm. Darüber hinaus bilden die normalen Darmbakterien aber auch rechtsdrehende Milchsäure, welche die Zellatmung verbessert, und die zahlreichen Lymphknötchen des Darms sind mit für die Körperabwehr zuständig, so daß Störungen der Darmflora sich auch in diesen Bereichen ungünstig auswirken. Daher kommt der Sanierung der Darmflora größte Bedeutung zu.
Die einfachste Möglichkeit, die optimale Darmflora wieder herzustellen, besteht in gesunder Ernährung. Sie muß vor allem Milchzucker und Vollkorngetreide als »Futter« für nützliche Darmbakterien und ausreichend gesäuerte Milchprodukte mit vorwiegend rechtsdrehender Milchsäure (Sanoghurt, Gärgemüse) enthalten und Konservierungsmittel strikt meiden. Wenn es dadurch nicht bald gelingt, die Darmflora zu normalisieren, verordnet der Therapeut zusätzlich geeignete Arzneimittel mit Darmkeimen.
Durch bakterielle Symbioselenkung erzielt man eine Entgiftung des Körpers, eine Anregung der Abwehr und der Zellatmung und eine bessere Verwertung der Nahrung. Sie muß deshalb bei jedem Krebspatienten durchgeführt werden.

Thymus- und Zellgewebstherapie

Wachsende Bedeutung in der Krebstherapie gewinnen Zellgewebs- und Thymustherapie, die in erster Linie die Körperabwehr verbessern. Vor allem die Thymusbehandlung berechtigt nach den bisher vorliegenden Forschungsergebnissen zu guten Hoffnungen, weil die Thymusdrüse von entscheidender Bedeutung für die Abwehrfunktionen ist. Durch Thymusextrakte wird die Abwehr gegen Krebs deutlich gesteigert.
Ähnlich gute Erfahrungen wurden auch mit anderen Zellgewebsextrakten erzielt. Hauptsächlich verwendet man dazu fetales Bindegewebe, das wie

eine Art Impfung dazu führt, daß die Abwehr sich gezielter gegen die Tumorzellen richtet. Allerdings erfolgt das bisher nicht so zuverlässig wie bei richtigen Impfungen, weil die Tumorzellen dem körpereigenen Gewebe zu ähnlich sind, als daß sie unfehlbar vernichtet würden. Aber die bisherigen Erfahrungen berechtigen auch hier zu neuen Hoffnungen.
Da Thymus- und Zellgewebstherapie im seltenen Einzelfall zu unerwünschten Nebenwirkungen führen können, ist ihr klinischer Einsatz sehr kritisch zu überlegen.
Weniger Nebenwirkungen sind von der zytoplasmatischen Therapie zu erwarten, die anstelle ganzer Zellen bestimmte Zellbestandteile aus Thymus und anderen Geweben verwendet und mit homöopathischen Dosen beginnt. Auch dazu liegen positive praktische Erfahrungen vor.
Thymus- und Zellgewebstherapie bilden wichtige Elemente der biologischen Krebstherapie. Chirurgische Eingriffe werden dadurch aber nicht überflüssig; inzwischen liegt sogar eine Untersuchung vor, bei der die Zelltherapie erfolgreich mit der üblichen Chemotherapie kombiniert wurde.

Enzyme und Vitamine

Die Körperabwehr erkennt Krebszellen nicht mehr, wenn diese sich erst einmal »getarnt« und an gesunde Zellen geheftet haben. Dagegen helfen Enzyme, welche die tarnenden und klebenden Eiweißstoffe abbauen. Dann kann sich die Abwehr wieder gezielt gegen die Krebszellen richten und sie vernichten, wobei die eiweißauflösenden Enzyme auch wieder eine Rolle spielen.
Diese Wirkungen empfehlen Enzymgemische zur Krebstherapie. Darüber hinaus bieten sie noch einen weiteren Vorteil: Auch in höchsten Dosen, die meist lange Zeit verabreicht werden müssen, greifen Enzyme gesundes Gewebe nicht an und führen nur selten zu allergischen Nebenwirkungen. Dafür kann man in Kauf nehmen, daß Enzyme oft als Injektion, Klistier oder Zäpfchen zugeführt werden, um ihre teilweise Zerstörung im Verdauungskanal zu verhindern. Inzwischen stehen aber auch gut wirksame Enzymdragees in speziellen Zubereitungsformen zur Krebstherapie zur Verfügung.
Nach allen bisherigen Erfahrungen werden Enzyme in der Ganzheitstherapie der Zukunft gegen Krebs eine wichtigte Rolle spielen.
Über speziell bei Krebs wichtige Vitamine haben wir schon berichtet (siehe Seite 85). In erster Linie kommen die Vitamine A, C und E in Frage.
Vitamin A dient als Haut- und Schleimhautschutz. Untersuchungen in USA

und Indien ergaben, daß es vor allem bei Krebs der Atemwege und der Unterleibsorgane die Abwehr derart aktivieren kann, daß Tumoren nicht mehr weiterwuchern, sich teilweise sogar zurückbilden. Dazu sind jedoch sehr hohe Dosen erforderlich, die zu unerwünschten Nebenwirkungen führen können; die Therapie bleibt deshalb stets dem Fachmann vorbehalten.
Vitamin C regt zweifellos die Körperabwehr stark an und spielt auch beim Zellstoffwechsel eine wichtige Rolle. Umstritten sind die extrem hohen Dosen (10–50 Gramm täglich), die der zweifache amerikanische Nobelpreisträger Professor Pauling und der schottische Arzt Dr. Cameron bei Krebs verordnen. Nach ihren Angaben läßt sich dadurch aber die Lebenserwartung auch in fortgeschrittenen Fällen deutlich verlängern und im Frühstadium sogar völlige Heilung erzielen.
In jedem Fall muß Vitamin C im Rahmen der Vollwertkost ausreichend zugeführt werden. Der Therapeut kann im Einzelfall auch höhere, zumindest theoretisch nicht ganz unbedenkliche Tagesdosen verordnen.
Die *Vitamin-E*-Wirkung bei Krebs ist umstritten. Fest steht, daß es Vitamin A im Körper schützt, so daß es besser wirken kann. Gemeinsam mit Vitamin C steigert es die Körperabwehr und verringert die Bildung von krebsbegünstigenden Molekülbruchstücken (Radikale). Die Zellwände werden durch Vitamin E stabilisiert, so daß das Zellinnere dann besser vor Karzinogenen geschützt wird, außerdem scheint es die Fähigkeit zur korrekten Zellteilung zu fördern. Nicht zuletzt regt Vitamin E die Durchblutung an und optimiert den Sauerstoffverbrauch des Körpers. Das alles läßt die ergänzende Einnahme im Rahmen der Therapie und Nachsorge bei Krebs angeraten erscheinen, insbesondere dann, wenn auch ausreichend hochungesättigte Fettsäuren als Schutzfaktoren verabreicht werden.
Vitamin E geriet etwas in Verruf, weil es geschäftstüchtig als eine Art Wundermittel angepriesen wurde. Aber das kann seiner Bedeutung zur ergänzenden Krebstherapie keinen Abbruch tun, obwohl es sich (wie bei den übrigen Vitaminen auch) um kein spezielles Krebsmittel handelt.

Rechtsdrehende Milchsäure

Rechts- und linksdrehende Milchsäure verhalten sich in ihrem Aufbau wie Bild und Spiegelbild. In den Zellen entsteht nur rechtsdrehende L (+) Milchsäure, und auch gesunde Darmflora produziert nur diese Form. Anders sieht es in Tumorzellen aus, die ihre Energie aus Gärung gewinnen; hier wies Professor Otto Warburg schon 1925 erhöhte Mengen an Milchsäure insbesondere in der linksdrehenden Form nach. Außerdem begünstigen

Störungen der Darmflora Keime, die überwiegend linksdrehende D (–) Milchsäure bilden.
Obwohl sich beide Formen spiegelbildlich gleichen, unterscheiden sie sich wesentlich in einigen Wirkungen. Rechtsdrehende Milchsäure regt die normale Zellatmung an, linksdrehende hemmt sie, kann nur langsamer und schwerer ausgeschieden werden und verbraucht außerdem Mineralstoffe. Somit begünstigt die D (–) Milchsäure den primitiven Gärungsstoffwechsel.
Auf Grund dieser von der Schulmedizin noch ignorierten, aber auch nie widerlegten Erkenntnisse gehört L (+) Milchsäure zusammen mit bakterieller Symbioselenkung zur Krebsbasistherapie. Sie neutralisiert die schädliche D (–) Milchsäure teilweise, normalisiert Zellatmung und Stoffwechsel, fördert die Entgiftung und stellt das Säure-Basen-Gleichgewicht im Körper wieder her. Das alles sind wichtige Voraussetzungen für die Heilung von Krebs.
Milchsaure Nahrungsmittel genügen meist nicht zur Behandlung, so daß zusätzlich entsprechende Arzneimittel verabreicht werden müssen.

Ozontherapie

Die Atmungsfermente der Tumorzellen sind geschädigt, sie können deshalb Sauerstoff nicht verwerten und müssen zum abnormen Gärungsstoffwechsel übergehen. Wenn es gelingt, die Fehler in der Atmungskette zu überbrücken, wird der normale Sauerstoff-Stoffwechsel wieder möglich.
Zu diesem Zweck eignet sich die Ozontherapie gut. Dabei wird anstelle des zweiwertigen Sauerstoffs (O_2) das dreiwertige Ozon (O_3) zugeführt. Es spaltet im Körper ein aktives Sauerstoffatom ab, das in der Zelle auch ohne Atmungsfermente wirkt. Dadurch wird die gestörte Zellatmung normalisiert und zugleich dafür gesorgt, daß Schlacken und Giftstoffe in den Zellen verbrannt und entfernt werden. Verstärkt wird diese Wirkung noch durch andere Atmungsaktivatoren.

Aktive Fieber-(Überwärmungs-)therapie

Fieber ist im Grunde als Ausdruck der Abwehr nützlich. Trotzdem wird es oft schon bei einfachen Infektionen chemisch unterdrückt; wirklich notwendig ist das nur in seltenen Fällen, wenn das Fieber zu hoch ansteigt und lange anhält, also selbst zum Krankheitsfaktor wird.
In der ganzheitsmedizinischen Krebstherapie nutzt man Fieber einmal

wegen seiner abwehrsteigernden und durchblutungsfördernden Wirkung. Darüber hinaus reagieren Krebszellen auf die erhöhte Körpertemperatur etwas empfindlicher als gesunde Zellen und können deshalb durch gezielte Überwärmungsbehandlung geschädigt werden. Ergänzt wird die Fiebertherapie durch biologische Krebsmittel, deren Wirkung die allgemeine Abwehrleistung weiter verbessern soll. Außerdem hat sich die Kombination der Fiebertherapie mit Ozon- und Sauerstoffbehandlung bewährt.
Erzeugt wird Heilfieber durch entsprechende Arzneimittel entweder im Körper selbst oder durch Fieberbäder und beheizbare Spezialbetten. Die Behandlung kann nur in der Klinik oder im Sanatorium durchgeführt werden und führt zu guten Resultaten.

Homöopathische Krebsbehandlung

Die Homöopathie eignet sich im Rahmen der Ganzheitstherapie bei Krebs gut zur Steigerung der Körperabwehr und zur Vorbeugung und Behandlung von Therapieschäden, die durch Bestrahlung und Zytostatika entstehen. Dabei zeichnet sie sich durch beste Verträglichkeit aus und läßt sich mit allen anderen schul- oder ganzheitsmedizinischen Heilmethoden kombinieren.
Abgesehen von homöopathischen Mitteln, die allgemein aufbauend, abwehrsteigernd, stoffwechselanregend und normalisierend auf die Zellatmung wirken, gibt es noch spezielle Homöopathika gegen Krebs; dazu gehören vor allem:

- *Mistelextrakte* in homöopathischer Zubereitung, die entsprechend dem Krankheitsverlauf in unterschiedlicher Stärke verabreicht werden;
- *homöopathische Organ- und Thymusextrakte* und die schon genannte zytoplasmatische Therapie;
- *Nosodentherapie* (nach Dr. Reckeweg), bei der abgetötete Tumorzellen in homöopathischer Zubereitung in Lymphknoten eingespritzt werden, damit die körpereigenen Abwehrzellen »lernen«, gegen welche lebenden Krebszellen sie sich im Körper wenden müssen.

Die Homöopathie, eines der wichtigsten Naturheilverfahren überhaupt, leistet auch in der Krebsbehandlung und -nachsorge einen wichtigen Beitrag zur Heilung.

Misteltherapie

Die Krebstherapie mit Misteln wurde von Rudolf Steiner (1861–1925) eingeführt, der die anthroposophische Medizin begründete. Sie gehört zu den wichtigsten biologischen Krebsmitteln. Ihre Wirkung erklärt man heute hauptsächlich daraus, daß sie das Abwehrsystem aktiviert, insbesondere die Bildung weißer Blutkörperchen stimuliert und das Wachstum der Krebszellen ähnlich wie chemische Zytostatika hemmt. Anthroposophisch orientierte Mediziner heben ferner noch die Wirkung auf den »Wärmeorganismus« hervor, die man daran erkennt, daß Mistelinjektionen Fieber erzeugen. Darüber hinaus berichten viele Krebskranke, daß die Mistelbehandlung ihr Allgemeinbefinden und die Schmerzen rasch bessert und die depressive Stimmung aufhellt.

Die Misteltherapie ist gut verträglich, abgesehen von den seltenen Fällen einer Allergie, und verbessert Wirksamkeit und Verträglichkeit chemischer Zytostatika und der Strahlentherapie (sofern überhaupt erforderlich). Da die eiweißartigen Wirkstoffe im Verdauungskanal zerstört werden, müssen Misteln immer eingespritzt werden; dabei kann die Stärke dem jeweiligen Krankheitsverlauf angepaßt werden.

Abwehrsteigernde andere Heilmittel

Wir kennen noch verschiedene andere Heilmittel zur Aktivierung der Körperabwehr. Sie wirken bei Krebs aber zu unspezifisch und werden deshalb nur bei Bedarf zur Ergänzung der bisher genannten Maßnahmen verordnet.

Eine gewisse Rolle spielt zum Beispiel die abwehrsteigernde Heilpflanze Echinacea. Sie wird teils eingespritzt, teils eingenommen.

Echinacea steht auch in homöopathischer Zubereitung zur Verfügung. Darüber hinaus kennt die Homöopathie noch verschiedene andere Wirkstoffe zur Anregung der Körperabwehr.

Nicht vergessen seien die Kneippschen Wasseranwendungen, die zur Anregung der Abwehr, der Durchblutung und des Stoffwechsels führen. Ob Krebskranke sofort mit kaltem Wasser beginnen können oder anfangs lauwarme und Wechselanwendungen durchführen sollen, entscheidet je nach Einzelfall immer der Therapeut. Wassertreten und kalt-warme Wechselduschen vertragen die meisten gut.

Im weiteren Sinn gehört auch die Sauna zu den abwehrsteigernden Wasseranwendungen. Mit dem Schweiß scheidet der Körper viel Gift aus, Durch-

blutung und Stoffwechsel werden angeregt. Die Sauna darf aber nur nach Zustimmung des Therapeuten angewendet werden.
Schließlich gehört auch Entspannung mit positiver Selbstbeeinflussung zu den abwehrsteigernden Maßnahmen. Sie können vielleicht sogar entscheidend für den endgültigen Sieg über die Krebskrankheit werden. Darüber berichteten wir bereits bei der Krebsvorsorge.

Psychotherapie für Krebskranke

Im Gegensatz zu den USA, wo seelische Hilfen bei Krebs fast zur Routine gehören, tut man sich bei uns trotz überzeugender Beweise für Zusammenhänge zwischen Krebs und Seelenleben noch sehr schwer damit. Das wird besonders an dem Vorwurf deutlich, daß die seelisch-geistige Behandlung mit bloßer »Einbildung« arbeitet. Die Einverleibung von Vorstellungen (nichts anderes bedeutet Einbildung) ist ein ganz natürlicher Vorgang und kann bei positiver Prägung der Vorstellungen viel mit zur Heilung des Körpers beitragen. Es ist paradox, fast pervers, die Heilung aus seelisch-geistiger Kraft als eine Art Heilung »zweiter Klasse« abzutun, nur weil sie naturwissenschaftlich noch nicht erklärbar ist.
Zur Krebstherapie und -nachsorge empfehlen sich neben fachmännischer Psychotherapie mit Anleitungen zur Entspannung vor allem noch die Selbsthilfegruppen.

Fachmännische Psychotherapie

Die seelischen Krebsursachen wurzeln oft in der frühen Kindheit und wurden längst verdrängt. Das scheinbare Vergessen entkräftet aber nicht ihre negativen Auswirkungen auf den Körper, aus dem Unbewußten wirken sie fort und können schließlich mit zur Krebsentstehung beitragen.
Zu diesen psychischen Belastungen kommt nach der Diagnose der Krebskrankheit noch die Angst vor Schmerz und Tod, die mit der erfolgreichen Behandlung nicht automatisch verschwindet. Ohne Hilfe kann sie das weitere Leben überschatten und Rückfälle begünstigen. Deshalb gehört zur ganzheitlichen Therapie und Nachsorge unbedingt die Psychotherapie, mit der gleich nach der Diagnose begonnen werden sollte. Sie soll die verdrängten seelischen Krebsursachen bewußt machen und durch Verarbeitung überwinden und die akuten seelischen Reaktionen auf die Krebsdiagnose positiv beeinflussen. Die Patienten dürfen die Krebskrankheit nicht verdrän-

gen, sondern sollen sie bewußt annehmen und zum Kampf dagegen motiviert werden. Das schafft günstige Voraussetzungen für die Wirkung der körperlichen Krebstherapie.
Verschiedene Methoden der Psychotherapie eignen sich zur ergänzenden Krebsbehandlung. Gesprächstherapie kann helfen, Hypnose wirkt zum Teil sehr gut, die klassische Freudsche Psychoanalyse spielt zwar keine wichtige Rolle, im Einzelfall kommt sie aber auch in Frage, und nicht zuletzt ist die Gruppenpsychotherapie zu nennen, die schließlich in die Selbsthilfegruppe übergehen kann. An der Sonnenberg-Klinik arbeitet man vorwiegend nach der in langjähriger Praxis gut bewährten Simonton-Methode, die von dem Arzt O. C. Simonton und der Psychologin S. Matthews-Simonton entwikkelt wurde. Die danach behandelten Krebskranken leben im Durchschnitt etwa doppelt so lang wie jene, die an den besten Krebszentren konventionell rein körperlich behandelt wurden, und ihr Leben nach dem Krebs gewinnt wieder Sinn und Qualität – nicht selten mehr, als sie je zuvor in gesunden Tagen erfahren haben. So wird Krebs für sie zur entscheidenden Wende im Leben und hat einen Sinn, der vor tödlicher Hoffnungslosigkeit und Verzweiflung bewahrt.
Hauptsächlich besteht die Simonton-Methode aus folgenden Elementen:

- *Motivierung zur aktiven Mitarbeit* bei der Therapie mit mehr Eigenverantwortung für die Gesundung; dem entspricht die körperliche biologische Ganzheitstherapie, die ebenfalls auf aktive Mitarbeit des Patienten angewiesen ist.
- *Anleitung zur Einsicht* in die Zusammenhänge zwischen lebensgeschichtlicher Entwicklung und Schwächung der Abwehr, die erst die Krebserkrankung möglich machten.
- *Abstimmung der Bedürfnisse von Körper und Seele* aufeinander, die zur ganzheitlichen Harmonie mit sich selbst führt.
- *Schaffung von Umwelt-(psychosozialen)Bedingungen,* unter denen die Heilung ungestört abläuft.
- *Richtiger Umgang mit Ängsten und Schmerzen,* damit sie den Krebskranken nicht überwältigen, sondern von ihm bewältigt werden.
- *Entspannungs- und Meditationsübungen* mit bewußter Lenkung der körpereigenen Selbstheilungskräfte zur Überwindung der Krebskrankheit.

Im Rahmen dieses Therapiekonzepts werden verschiedene Methoden angewandt, darunter auch Hypnose und Maltherapie. Manche Patienten der Sonnenberg-Klinik malten Bilder von Spinnen, die den Tumor auf-

fressen, oder Nadeln, mit denen die Geschwulst aufgepiekt wird. Andere bringen den Heilungsverlauf bildhaft zum Ausdruck, indem sie den Tumor zunächst dunkel, dann zunehmend heller malen. Solche Bilder werden dann unter fachmännischer Anleitung gleich gedeutet.
Natürlich will die Simonton-Therapie andere Heilverfahren nicht überflüssig machen. Zweifellos gehört sie aber zu den wichtigsten und erfolgversprechendsten Maßnahmen zur Ergänzung der körperlichen Krebstherapie. Sie gibt dem Patienten berechtigte Hoffnung und Zuversicht, wesentliche Voraussetzungen für die Heilung. Zugleich schafft sie günstige Bedingungen für ein zukünftig bewußteres und gesünderes Leben, das vor Rückfällen schützt. So verstanden, wird Krebs zu einer ernsten Krise, aus der man gereifter und gefestigter hervorgeht.

Selbsthilfegruppen Krebskranker

Der Wunsch, mehr Verantwortung für die Gesundheit zu übernehmen, führte in den letzten Jahren dazu, daß sich immer mehr Krebskranke zu Selbsthilfegruppen zusammenschließen. Deren Bedeutung steht heute außer Zweifel. Auch Professor Douwes von der Sonnenberg-Klinik fördert solche Selbsthilfegruppen seiner Patienten.
Die Gruppen betreiben eine Art Gruppenpsychotherapie ohne Therapeuten, die vor allem die mit Krebs immer verbundenen Ängste gemeinsam bewältigt und die Vereinsamung vermeidet, in die viele Krebskranke abzugleiten drohen. Darüber hinaus gibt es noch viele andere Aktivitäten, zum Beispiel gemeinsamer Sport oder Hilfe bei praktischen Alltagsproblemen, die dank der gesammelten Erfahrungen der Gruppe leichter bewältigt werden können. Aber vor allem das Erlebnis sozialer Nähe in der Gruppe spielt eine sehr wichtige Rolle, weil die gesunde Umwelt Krebskranken oft mit falscher Scheu begegnet.
Auch die Angehörigen von Krebskranken, die als Reaktion auf die Krankheit ebenfalls unter Angst und anderen seelischen Problemen leiden, können sich an den Selbsthilfegruppen beteiligen, um ihre Schwierigkeiten gemeinsam leichter zu bewältigen.
Selbsthilfegruppen ersetzen nicht die fachmännische Psychotherapie, ergänzen sie aber wirkungsvoll. Deshalb sollte jeder Krebspatient Anschluß an eine bestehende Gruppe suchen oder selbst eine ins Leben rufen. Dazu genügt meist eine einzige Kleinanzeige in der örtlichen Tageszeitung.
Informationen über bestehende Selbsthilfegruppen und die Organisation einer neuen Gruppe stellt die Deutsche Arbeitsgemeinschaft Selbsthilfegruppen e. V., Albrecht-Achilles-Straße 65, D-1000 Berlin 31, zur Verfügung.

Register

UNSER TIP

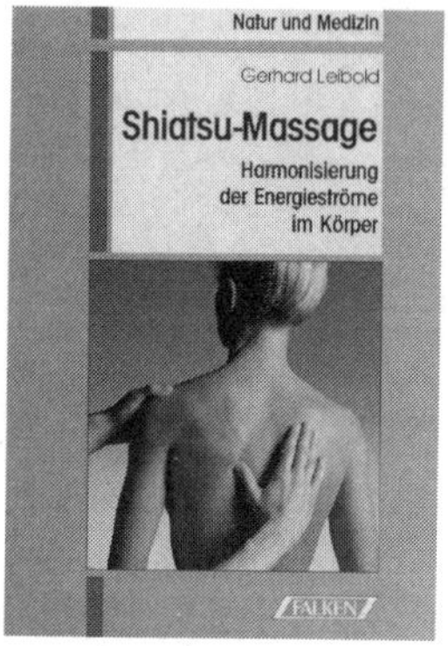

Shiatsu-Massage
Harmonisierung der Energieströme im Körper
(0615) Von G. Leibold, 196 S.,
180 Abb., kart.
DM 24,80, S 198,–, SFr 24,10

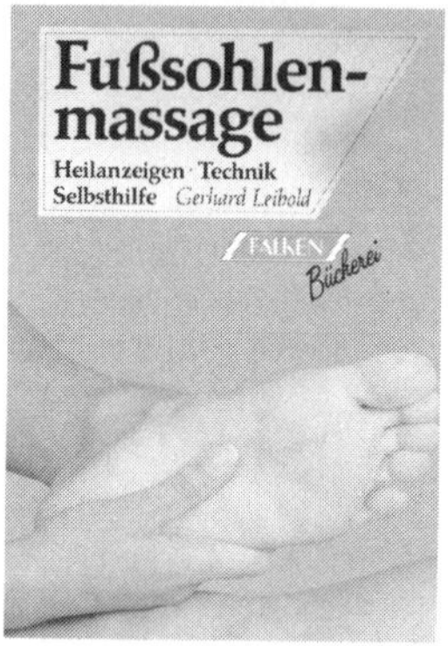

Fußsohlenmassage
Heilanzeigen · Technik · Selbsthilfe
(0714) Von G. Leibold, 96 S.,
38 Zeichn., kart.
DM 9,80, S 79,–, SFr 9,80

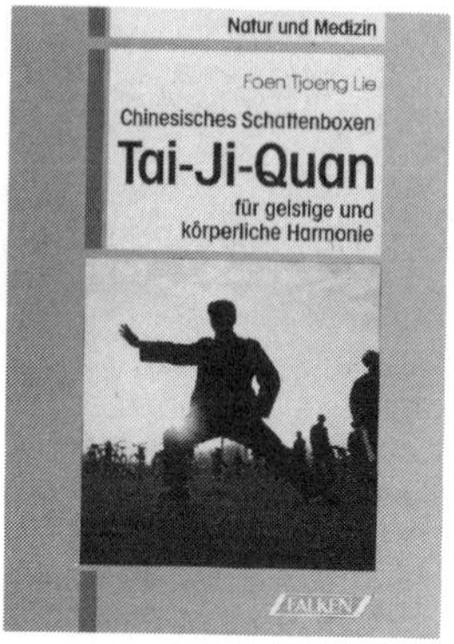

Chinesisches Schattenboxen
Tai-Ji-Quan
für geistige und körperliche Harmonie
(0850) Von F. T. Lie, 120 S.,
221 s/w-Fotos, 9 s/w-Zeichn.,
Beilage: 1 s/w-Poster m. zahlr. Abb., kart.
DM 16,80, S 139,–, SFr 16,80

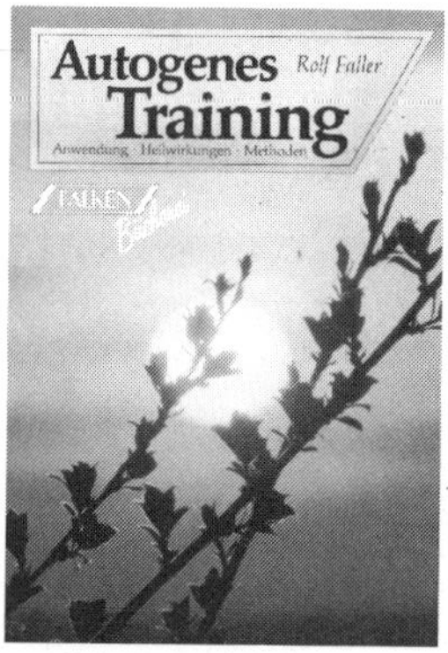

Autogenes Training
Anwendung · Heilwirkungen · Methoden
(0541) Von R. Faller, 112 S., 3 Zeichn., kart.
DM 9,80, S 79,–, SFr 9,80

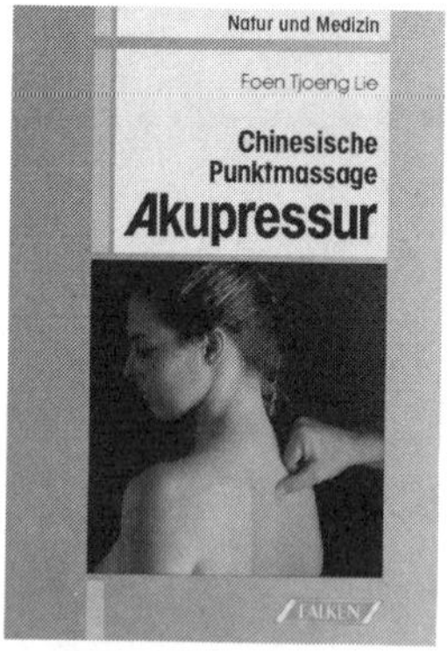

Chinesische Punktmassage
Akupressur
(4419) Von F. T. Lie, 192 S.,
332 zweifarb. Abb., Pbd.
DM 39,–, S 319,–, SFr 37,50

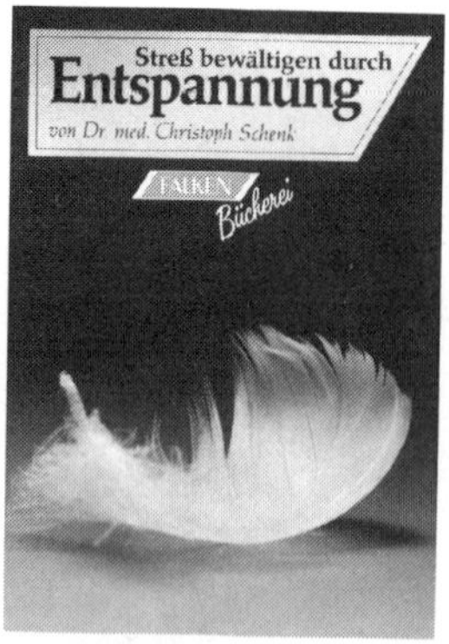

Streß bewältigen durch
Entspannung
(0834) Von Dr. med. Ch. Schenk,
88 S., 29 Zeichn., kart.
DM 9,80, S 79,–, SFr 9,80

FALKEN
Der Spezialist für nützliche Bücher.

Falls durch besondere Umstände Preisänderungen notwendig werden, erfolgt Auftragserledigung zu dem bei der Lieferung gültigen Preis.

NÜTZLICHE RATGEBER

EINE AUSWAHL

Stand: Frühjahr 1990

Essen und Trinken

Meine feine Bürgerliche Küche
(**4411**-4) Von E. Falout, 160 S., 119 Farbfotos, Pappband. ●●●

Essen in Hessen
Spezialitäten zwischen Schwalm und Odenwald. (**0837**-X) Von R. Witt, 120 S., 10 s/w-Zeichnungen, Pappband. ●●

Kochen für 1 Person
Rationell wirtschaften, abwechslungsreich und schmackhaft zubereiten. (**0586**-5) Von M. Nicolin, 104 S., 8 Farbtafeln, 23 Zeichnungen, kart. ●

Schnell und individuell
Die raffinierte Single-Küche
(**4266**-3) Von F. Faist, 160 S., 151 Farbfotos, Pappband. ●●●

Für Kenner und Genießer **Lamm**
(**1090**-7) Von H. Imhof, 64 S., 50 Farbfotos, Pappband. ●

Frischer Fang aus Fluß und Meer **Fisch**
(**0964**-X) Von L. Grieser, 64 S., 69 Farbfotos, Pappband. ●

Edler Kern in harter Schale **Meeresfrüchte**
(**0886**-4) Von L. Grieser, 48 S., 52 Farbfotos, Pappband. ●

Gaumenfreuden Tag für Tag
Pfannengerichte
(**1007**-9) Von S. Fabke, 64 S., 54 Farbfotos, Pappband. ●

Von Tatar und falschen Hasen **Hackfleisch**
(**0866**-X) Von A. und G. Eckert, 64 S., 42 Farbfotos, Pappband. ●

Aus eigener Küche **Gute Wurst**
(**0948**-8) Von J. Bessel, G. Quaas, 80 S., 8 Farbtafeln, kart. ●

Aus lauter Lust und Liebe **Knoblauch**
(**0867**-8) Von L. Reinirkens, 64 S., 45 Farbfotos, Pappband. ●

Kochen und würzen mit **Knoblauch**
(**0725**-6) Von A. und G. Eckert, 96 S., 8 Farbtafeln, kart. ●

Kochen und würzen mit **Paprika**
(**0792**-2) Von A. und G. Eckert, 88 S., 8 Farbtafeln, kart. ●

Bintje, Irmgard und Sieglinde
Kartoffeln
(**1032**-X) Von S. Fabke, 64 S., 43 Farb- und 1 s/w-Foto, Pappband. ●

Nudelgerichte
– lecker, locker, leicht zu kochen. (**0466**-4) Von C. Stephan, 80 S., 8 Farbtafeln, kart. ●

Pasta in Höchstform **Nudeln**
(**0884**-8) Von M. Kirsch, 64 S., 62 Farbfotos, Pappband. ●

Kräftig klar und cremig zart **Feine Suppen**
(**1031**-1) Von H. Imhof, 64 S., 48 Farbfotos, Pappband. ●

Herzhaftes für Leib und Seele **Eintöpfe**
(**0820**-1) Von P. Klein, 48 S., 30 Farbfotos, Pappband. ●

Spezialitäten unter knuspriger Decke
Aufläufe
(**0882**-1) Von C. Adam, 48 S., 33 Farbfotos, Pappband. ●

In Hülle und Fülle **Pasteten und Terrinen**
(**0883**-X) Von M. Kirsch, 48 S., 62 Farbfotos, Pappband. ●

Die Krönung der feinen Küche **Saucen**
(**0817**-1) Von G. Cavestri, 48 S., 40 Farbfotos, Pappband. ●

Schlank und köstlich **Spargel**
(**1005**-2) Von M. Kirsch, 64 S., 44 Farbfotos, Pappband. ●

Von Aubergine bis Zucchini **Gemüse**
(**1061**-3) Von H. Cohrs, 64 S., 39 Farbfotos, Pappband. ●

Statt Breakfast und Lunch **Brunch**
(**1033**-8) Von C. Adam, 64 S., 49 Farbfotos, Pappband. ●

Kochen in höchster Vollendung
Aus vier Elementen ist alles zusammengefügt (Theophrast). (**4291**-4) Von M. Wissing, M. Kirsch, 160 S., 230 Farbfotos, Leinen geprägt mit Schutzumschlag, im Schuber, **DM 98,–**, S 784.–, Fr 94,10

Mit Lust und Liebe
Kochen mit den Meistern
(**4445**-3) 176 S., 132 Farbfotos, 50 Graffiti, Pappband. ●●●●

Zaubern mit der schnellen Welle
Die neue Mikrowellenküche
(**4289**-2) Von F. Faist, 208 S., 188 Farbfotos, Pappband. ●●●

Ganz und gar mit Mikrowellen
(**4094**-6) Von T. Peters, 208 S., 24 Farbfotos, 12 Zeichnungen, kart. ●●●

Schnell auf den Tisch gezaubert
Kochen mit Mikrowellen
(**0818**-X) Von A. Danner, 64 S., 52 Farbfotos, Pappband. ●

Das neue Mikrowellen-Kochbuch
(**0434**-6) Von H. Neu, 80 S., 4 Farbtafeln, 16 s/w Zeichnungen, kart. ●

Knusprig braten und backen im
Mikrowellen-Kombigerät
(**0996**-X) Von T. Peters, 128 S., 108 Farbfotos, kartoniert. ●●

Leicht und vitaminreich
Vegetarische Mikrowellenküche
(**0995**-X) Von F. Faist, 118 S., 103 Farbfotos, kartoniert. ●●

Schnell und individuell
Mikrowellenküche für Singles
(**0997**-6) Von A. Görgens, 118 S., 103 Farbfotos, kartoniert. ●●

Vom ersten Versuch zum Menü
Mikrowellenküche leicht gemacht
(**0994**-1) Von T. Peters, 112 S., 100 Farbfotos, kartoniert. ●●

Zart gedünstet, schonend gegart
Fischgerichte aus der Mikrowellenküche
(**1092**-3) Von A. Ilies, 96 S., 105 Farbfotos, kartoniert. ●●

Köstliches ganz schnell gezaubert
Aufläufe aus der Mikrowellenküche
(**1093**-1) Von K. Kruse-Schorling, 96 S., 100 Farbfotos, kartoniert. ●●

Natürlich Kochen im
Mikrowellen-Römertopf
(**0947**-X) Von F. Faist, 96 S., 8 Farbt., kart. ●

Köstliches aus dem Tontopf
(**0442**-7) Von A. u. G. Eckert, 80 S., 8 Farbtafeln, kart. ●

Das neue Fritieren
geruchlos, schmackhaft und gesund. (**0365**-X) Von P. Kühne, 88 S., 8 Farbtafeln, kart. ●

Goldbraun und knusprig
Fritierte Leckerbissen
(**0868**-6) Von F. Faist, 64 S., 47 Farbfotos, Pappband. ●

Schnell und gut gekocht
Die tollsten Rezepte für den Schnellkochtopf. (**0265**-3) Von J. Ley, 96 S., 8 Farbtafeln, kart. ●

Italienische Vorspeisen **Antipasti**
(**1006**-0) Von S. Reiter-Westphal, 64 S., 47 Farbfotos, Pappband. ●

Pizza, Pasta und die feine italienische Küche
(**4270**-1) Von R. Rudatis, 120 S., 255 Farbfotos, Pappband. ●●

Schlemmerreise durch die
Italienische Küche
(**4172**-1) Von V. Pifferi. 160 S., 109 Farbfotos, Pappband. ●●●

Schlemmen wie bei Mamma Maria
Pizzas
(**0815**-5) Von F. Faist, 64 S., 62 Farbfotos, Pappband. ●

Spaghetti, Tagliatelle + Co.
Pasta all'italiana
(**1004**-4) Von I. Seyric, 64 S., 57 Farbfotos, Pappband. ●

Pikantes und Süßes mit französischem Charme **Bistro-Küche**
(**4428**-3) Von V. Müller, 160 S., 130 Farbfotos, Pappband. ●●●

Schlemmerreise durch die
Französische Küche
(**4296**-5) Von H. Imhof, 160 S., 147 Farbfotos, 3 s/w-Fotos, Pappband. ●●●

Schlemmerreise durch die
Chinesische Küche
(**4184**-5) Von K. H. Jen, 160 S., 117 Farbfotos, Pappband. ●●●

Verheißungsvoll fernöstlich
Spezialitäten aus dem Wok
(**0933**-X) Von H. K. Jen, 64 S., 56 Farbfotos, Pappband. ●

Mit Lust und Liebe **Chinesisch Kochen**
(**4441**-0) Von Ho Fu-Lung, Uli Franz, 176 S., 189 Farbfotos, 29 Zeichnungen, Pappband. ●●●●

Chinesisch kochen
mit dem Wok- und Mongolentopf.
(**0557**-1) Von C. Korn, 64 S., 8 Farbt., kart. ●

Die hier vorgestellten Bücher, Videokassetten und Software sind in folgende Preisgruppen unterteilt:

● Preisgruppe bis DM 10,–/S 79,–/SFr.10
●● Preisgruppe über DM 10,– bis DM 20,– S 80,– bis S 160,– SFr. 10,– bis SFr. 20,–
●●● Preisgruppe über DM 20,– bis DM 30,– S 161,– bis S 240,– SFr. 20,– bis SFr. 29,–
●●●● Preisgruppe über DM 30,– bis DM 50,– S 241,– bis S 400,– SFr. 29,– bis SFr. 48,–
●●●●● Preisgruppe über DM 50,–/S 401,–/SFr.48,–
*(unverbindliche Preisempfehlung)

Die Preise entsprechen dem Status beim Druck dieses Verzeichnisses (s. Seite 1) – Änderungen, im besonderen der Preise, vorbehalten –

Falken-Verlag GmbH · Postfach 1120 D-6272 Niedernhausen/Ts. · Tel.: 06127/7020

Mehr Freude und Erfolg beim **Grillen**
(**4141**-1) Von A. Berliner, 160 S., 147 Farbfotos, 10 farbige Zeichnungen, Pappband. ●●●

Köstliches von Rost und Spieß **Grillen**
(**0931**-3) Von A. Kalcher-Dähn, H. K. Kalcher, 64 S., 43 Farbfotos, Pappband. ●

Bocuse à la carte
Französisch kochen mit dem Meister. (**4237**-X) Von P. Bocuse, 88 S., 218 Farbfotos, Pappband. ●

Französische Küche
(**0685**-2) Von M. Gutta, 96 S., 16 Farbt., kart. ●

Fondues · Raclettes · Flambiertes
(**4081**-4) Von R. Peiler und M.-L. Schult, 136 S., 15 Farbtafeln, 28 Zeichnungen, kart. ●●

Fondues
und fritierte Leckerbissen. (**0471**-0) Von S. Stein, 96 S., 8 Farbtafeln, kart. ●

Rezepte rund um Raclette und Doppeldecker
(**0420**-6) Von J. W. Hochscheid, 72 S., 8 Farbtafeln, kart. ●

Schlemmen in geselliger Runde
Fleischfondues
(**0966**-6) Von M. Spötter, 64 S., 62 Farbfotos, Pappband. ●

Fondues und Raclettes
(**4253**-1) Von F. Faist, 160 S., 125 Farbfotos, Pappband. ●●●

Neue, raffinierte Rezepte mit dem Raclette-Grill
(**0558**-X) Von L. Helger, 72 S., 8 Farbt., kart. ●

Schmelzendes Käsevergnügen **Raclette**
(**0881**-3) Von F. Faist, 48 S., 33 Farbfotos, Pappband. ●

Kulinarischer Feuerzauber **Flambieren**
(**4294**-9) Von R. Wesseler, 120 S., 100 Farbfotos, Pappband. ●●●

Das köstliche knackige Schlemmervergnügen **Salate**
(**4165**-9) Von V. Müller, 160 S., 80 Farbfotos, Pappband. ●●●

Köstliche Salate zum Verwöhnen
(**0222**-X) Von C. Schönherr, 96 S., 8 Farbtafeln, 30 Zeichnungen, kart. ●

Frisch und leicht als Hauptgericht
Schlemmersalate
(**0934**-8) Von C. Adam, 64 S., 49 Farbfotos, Pappband. ●

Köstlich frisch auf den Tisch
Rohkostsalate
(**0865**-1) Von C. Adam, 48 S., 26 Farbfotos, Pappband. ●

Raffiniert und gesund würzen
Kräuterküche
(**0869**-4) Von A. Görgens, 48 S.,43 Farbfotos, Pappband. ●

Miekes Kräuter- und Gewürzkochbuch
(**0323**-4) Von I. Persy, K. Mieke, 88 S., 4 Farbtafeln, kartoniert. ●

Joghurt, Quark, Käse und Butter
Schmackhaftes aus Milch hausgemacht. (**0739**-6) Von M. Bustorf-Hirsch, 32 S., 59 Farbabb., Pappband. ●

Gesund und vielseitig **Alles mit Joghurt**
täglich selbstgemacht, mit vielen Rezepten. (**0382**-6) Von G. Volz, 64 S., 8 Farbt., kart. ●

Locker, flockig, leicht...
Müsli & Co
(**0965**-8) Von C. Adam, 64 S., 42 Farbfotos, Pappband. ●

Bärenstark und kerngesund
Vollwertkost für Kinder
(**0968**-2) Von S. Reiter, 64 S., 44 Farbfotos, Pappband. ●

Gesunde Ernährung für mein Kind
(**0776**-6) Von M. Bustorf-Hirsch, 112 S., 8 Farbtafeln, 5 s/w-Zeichnungen, kart. ●

Das Getreidemühlenkochbuch
(**1017**-6) Von M. Burstorf-Hirsch, 112 S., 8 Farbtafeln, kartoniert. ●

Meine Vollkornküche
Herzhaftes von echtem Schrot und Korn (**0858**-9) Von S. Walz, 96 S., 8 Farbt., kart. ●

Die abwechslungsreiche Vollwertküche
Vitaminreich und naturbelassen kochen und backen. (**4229**-9) Von M. Bustorf-Hirsch, K. Siegel, 280 S., 31 Farbtafeln, 78 Zeichnungen, Pappband. ●●●●

Die verlockende Alternative
Süße Vollwertküche
(**0936**-4) Von A. Roßmeier, 64 S., 50 Farbfotos, Pappband. ●

Die gesunde Art, sich zu verwöhnen
Vollwertküche für Singles
(**0937**-2) Von A. Görgens, 64 S., 43 Farbfotos, Pappband. ●

Dinkel, Hirse, Roggenkorn...
Kerniges aus der Getreideküche
(**0932**-1) Von S. Frank, 64 S., 49 Farbfotos, Pappband. ●

Die feine Vollwertküche
(**4286**-8) Von M. Bustorf-Hirsch, 160 S., 83 Farbfotos, Pappband. ●●●

Mit Lust und Liebe...
Vollwertküche für Genießer
(**4412**-4) Von Prof. Dr. C. Leitzmann, H. Million, 256 S., 329 Farbfotos, Pappband. ●●●●

Naturküche à la carte
(**4406**-2) Von M. Wissing, M. Kirsch, 160 S., 179 Farbfotos, Pappband. ●●●●

Biologische Ernährung
für eine natürliche und gesunde Lebensweise. (**4125**-X) Von G. Leibold, 136 S., 15 Farbtafeln, 47 Zeichnungen, kart. ●●

Die feine Vegetarische Küche
(**4235**-3) Von F. Faist, 160 S., 191 Farbfotos, Pappband. ●●●

Schmackhafte Vollwertkost ohne tierisches Eiweiß
(**0993**-3) Von M. Bustorf-Hirsch, 96 S., 54 Farbfotos, kartoniert. ●●

Cholesterinarm kochen und genießen
(**4442**-9) Von R. Unsorg, 168 S., 132 Farbfotos, kartoniert. ●●●

Die aktuelle **Cholesterintabelle**
(**1088**-5) Von Dr. H. Oberritter, 84 S., 12 zweifarbige Grafiken, kartoniert. ●

Würzig kochen ohne Salz
(**0922**-4) Von S. Roediger-Streubel, 160 S., 16 Farbtafeln, kart. ●●

Alternativ essen
Die gesunde Sojaküche.
(**0553**-9) Von U. Kolster, 112 S., 8 Farbt., kart. ●

Kochen mit Tofu
Die gesunde Alternative.
(**0894**-5) Von U. Kolster, 80 S., 8 Farbtafeln, kart. ●

Gesund kochen mit Keimen und Sprossen
(**0794**-9) Von M. Bustorf-Hirsch, 96 S., 4 Farbtafeln, 13 s/w-Zeichnungen, kart. ●

Keime und Sprossen in der Naturküche
(**4299**-X) Von M. Bustorf-Hirsch, 96 S., 144 Farbfotos, Pappband. ●●

Backen mit Lust und Liebe
(**4284**-1) Von M. Schumacher, R. Krake, 242 S., 348 Farbfotos, 18 farb. Vignetten, 3 vierseitige Ausklapptafeln, Pappband. ●●●●

Torteträume und Kuchenfantasien
Gebackene Köstlichkeiten originell dekoriert und verziert.
(**0823**-6) Von F. Faist, 80 S., 150 Farbfotos, kart. ●●

Waffeln
Hörnchen, Pfannkuchen und Crêpes.
(**0522**-9) Von C. Stephan, 64 S., 8 Farbtafeln, kart. ●

Mehr Freude und Erfolg beim
Brotbacken
(**4148**-9) Von A. und G. Eckert, 160 S., 177 Farbfotos, Pappband. ●●●

Selbst Brotbacken
Über 50 erprobte Rezepte.
(**0370**-6) Von A. und G. Eckert, 80 S., 4 Zeichnungen, 4 Farbtafeln, kart. ●

Meine Vollkornbackstube
Brot · Kuchen · Aufläufe. (**0616**-0) Von R. Raffelt, 96 S., 4 Farbtafeln, 12 Zeichnungen, kart. ●

Mit Körnern, Zimt und Mandelkern
Vollkorngebäck
(**0816**-3) Von M. Bustorf-Hirsch, 48 S., 39 Farbfotos, Pappband. ●

Knusprig, kernig, urgesund **Vollkornbrot**
(**0938**-0) Von S. Reiter, 64 S., 46 Farbfotos, Pappband. ●

Weihnachtsbäckerei
Köstliche Plätzchen, Stollen, Honigkuchen und Festtagstorten.
(**0682**-9) Von M. Sauerborn, 32 S., 34 Farbfotos, Pappband. ●

Meine Weihnachtsbackstube
(**5163**-8) Von M. Sauerborn, 32 S., 23 Farbfotos, mit Vorlagebogen in Originalgröße, kart. ●

Süße Verführungen **Desserts**
(**0885**-6) Von M. Bacher, 64 S., 75 Farbfotos, Pappband. ●

Süße Geheimnisse eiskalt gelüftet
Eis und Sorbets
(**0870**-8) Von H. W. Liebheit, 48 S., 38 Farbfotos, Pappband. ●

Raffiniertes mit
Eis
Drinks/Desserts/Eissorten
(**1029**-X) Von. F. Hoffmann, 64 S., 74 Farbfotos, Pappband. ●

Zart schmelzende Versuchungen
Schokolade
(**0819**-8) Von J. Schroer, 48 S., 53 Farbfotos, Pappband. ●

Mitbringsel aus meiner Küche
selbst gemacht und liebevoll verpackt.
(**0668**-3) Von C. Schönherr, 32 S., 30 Farbfotos, Pappband. ●

Marmeladen, Gelees und Konfitüren
Köstlich wie zu Omas Zeiten – einfach selbstgemacht. (**0720**-5) Von M. Gutta, 32 S., 23 Farbfotos, 1 Zeichnung, Pappband. ●

Einkochen, Einlegen, Einfrieren
(**4055**-5) Von B. Müller, 152 S., 27 s/w.-Abb., 16 Farbtafeln, kart. ●●

Haltbarmachen in der Öko-Küche
Gesunde Konservierungsmethoden für Obst, Gemüse, Kräuter und Pilze. (**0923**-2) Von M. Bustorf-Hirsch, 120 S., 92 Farbabb., kart. ●●

Komm, koch und back mit mir
Kunterbuntes Kochvergnügen für Kinder. (**4285**-X) Von S. und H. Theilig, illustriert von B. v. Hayek, 112 S., 45 Farbabb., Pappband. ●●

Kinder lernen spielend backen
(**5110**-7) Von M. Gutta, 64 S., 50 Farbfotos, Pappband. ● ●

Kinder lernen spielend kochen
Lieblingsgerichte mit viel Spaß selbst zubereitet
(**5096**-8) Von M. Gutta, 64 S., 45 Farbfotos, Pappband. ●●

Mit Lust und Liebe **Kalte Platten & Buffets**
Anrichten und Garnieren
(**4427**-5) Von P. Grotz, 176 S., 228 Farbfotos, Pappband. ●●●●

Garnieren und Verzieren
(**4236**-1) Von R. Biller, 160 S., 329 Farbfotos, 57 Zeichnungen, Pappband. ●●●

Köstlichkeiten für Gäste und Feste
Kalte Platten
(**4200**-0) Von I. Pfliegner, 160 S., 130 Farbfotos, Pappband. ●●●

Wenn Gäste kommen ...
Kalte Küche
(**1060**-5) Von A. Ilies, 64 S., 49 Farbfotos, Pappband. ●

Fein und raffiniert
Canapés und kleine Köstlichkeiten
(**0963**-1) Von H. Imhof, 64 S., 53 Farbfotos, Pappband. ●

Festlich kochen und backen
für Advent und Weihnachten
(**4443**-7) Von A. Guter, 96 S., 66 Farbfotos, 1 s/w-Foto, Pappband. ●●

Der perfekt gedeckte Tisch
(**1028**-1) Von H. Tapper, 80 S., 161 Farbfotos, 13 Zeichnungen, kartoniert. ●●

Der schön gedeckte Tisch
Vom einfachen Gedeck bis zur Festtafel stimmungsvoll und perfekt arrangiert.
(**4246**-1) Von H. Tapper, 112 S., 206 Farbfotos, 21 s/w-Abbildungen, Pappband. ●●●

Servietten falten
80 Ideen für schön gedeckte Tische
(**1042**-7) Von M. Müller, O. Mikolasek, 80 S., 289 Farbfotos, 50 Zeichnungen, kartoniert. ●●

Phantasievolle Tischdekorationen selber machen
(**0984**-4) Von Y. Thalheim, H. Nadolny, 80 S., 174 Farbfotos, 21 Zeichnungen, kart. ●●

Tischkarten dekorativ gestalten
aus allerlei Material für viele Anlässe
(**0946**-1) Von H. York, 32 S., 108 Farbfotos, Pappband. ●

Servietten dekorativ falten
Geschmackvolle Anregungen aus Stoff und Papier. (**0804**-X) Von H. Tapper, 32 S., 134 Farbfotos, Pappband. ●

Tee für Genießer
Sorten · Riten · Rezepte. (**0356**-0) Von M. Nicolin, 64 S., 4 Farbtafeln, kart. ●

Weinlexikon
Wissenswertes über die Weine der Welt.
(**4149**-7) Von U. Keller, 228 S., 6 Farbtafeln, 395 s/w-Fotos, Pappband. ●●●

Weine und Säfte, Liköre und Sekt
selbstgemacht. (**0702**-7) Von P. Arauner, 232 S., 76 Abb., kart. ●●

Fruchtig, spritzig, eisgekühlt
Mixen ohne Alkohol
(**0935**-6) Von S. Späth, 64 S., 44 Farbfotos, Pappband. ●

Cocktails
(**4267**-1) Von W. R. Hoffmann, W. Hubert, U. Lottring, 160 S., 164 Farbfotos, 1 s/w-Foto, Pappband. ●●●

Cocktails und Mixereien
für häusliche Feste und Feiern. (**0075**-8) Von J. Walker, 96 S., 4 Farbtafeln, kart. ●

Neue Cocktails und Drinks
mit und ohne Alkohol. (**0517**-2) Von S. Späth, 128 S., 4 Farbtafeln, kart. ●

Die besten Punsche, Grogs und Bowlen
(**0575**-X) Von F. Dingden, 64 S., 4 Farbt., kart. ●

SLIM
Der neue, individuelle Schlankheitsplan
(**4277**-9) Von Prof. Dr. E. Menden, W. Aign 120 S., 440 Farbfotos, Pappband. ●●●

Schlank werden nach Dr. Hay **Trennkost**
Die bewährten Vollwert-Rezepte von Ursula Summ. (**4298**-1) Von U. Summ, 96 S., 54 Farbfotos, 1 Zeichnung, kart. ●●

Eßlust statt Diätfrust
Die Pfundskur
(**1102**-4) Von Prof. Dr. V. Pudel, 144 S., 8 s/w-Zeichnungen, 4 Vignetten, kartoniert. ●

Vitamine und Ballaststoffe
So ermittle ich meinen täglichen Bedarf
(**0746**-9) Von Prof. Dr. M. Wagner, I. Bongartz, 96 S., 6 Farbfotos, zahlreiche farb. Tabellen, kart. ●

Kalorien – Joule
Eiweiß · Fett · Kohlenhydrate tabellarisch nach gebräuchlichen Mengen. (**0374**-9) Von M. Bormio, 88 S., kart. ●

Hobby und Freizeit

Falken-Handbuch
Zeichnen und Malen
(**4167**-5) Von B. Bagnall, 336 S., 1154 Farbabb., Pappband. ●●●●●

Das große farbige PLAKA-Buch
Malen und Basteln
(**4402**-X) Von H.-J. Giesecke, 192 S., 224 Farbfotos, 20 Farb- und 4 s/w-Zeichnungen, Pappband. ●●●

Einmal grad und einmal krumm
Zeichenstunden für Kinder. (**0599**-7) Von H. Witzig, 144 S., 363 Abb. kart. ●

Punkt, Punkt, Komma, Strich
Zeichenstunden für Kinder
(**0564**-4) Von H. Witzig, 144 S., über 250 Zeichnungen, kart. ●

Figürliches Zeichnen
leicht gemacht
(**1010**-9) Von H. Witzig, 112 S., 462 Figuren, kartoniert. ●

Spielend zeichnen lernen mit den Montagsmalern
(**0974**-7) Von G. Lages, Sigi-Harreis, 112 S., 326 s/w-Zeichnungen, kartoniert. ●●

Kalligraphie
Die Kunst des schönen Schreibens
(**4263**-9) Von C. Hartmann, 120 S., 44 Farbvorlagen, 29 s/w-Vorlagen, 2 s/w-Zeichnungen, 38 Farbfotos, Pappband. ●●●●

Gestalten mit Schrift
Kalligraphie
(**1044**-3) Von I. Schade, 80 S., 2 Farb- und 1 s/w Foto, 143 Farbzeichnungen, kartoniert. ●●

Aquarellmalerei
als Kunst und Hobby (**4147**-0) Von H. Haack, B. Wersche, 136 S., 62 Farbfotos, 119 Zeichnungen, Pappband. ●●●●

Aquarellmalerei leicht gelernt
Materialien · Techniken · Motive.
(**0787**-6) Von T. Hinz, R. Braun, B. Zeidler, 32 S., 38 Farbfotos, 1 Zeichn., Pappband. ●

Hobby Aquarellmalen
Landschaft und Stilleben. (**0876**-7) Von I. Schade, A. Brück, 80 S., 111 Farbabb., kart. ●●

Hobby Ölmalerei
Landschaft und Stilleben. (**0875**-9) Von H. Kämper, I. Becker, 80 S., 93 Farbabb., kart. ●●

Hobby Bauernmalerei
(**0436**-2) Von S. Ramos und J. Roszak, 80 S., 116 Farbf. und 28 Motivvorlagen, kart. ●●

Bauernmalerei
Kreatives Hobby nach alter Volkskunst
(**5039**-9) Von S. Ramos, 64 S., 85 Farbfotos, Pappband. ●●

Seidenmalerei in Vollendung
(**4414**-3) Hrsg. von R. Smend, 160 S., 227 Farbfotos, 36 s/w-Fotos, geprägter Leineneinband mit Schutzumschlag, im Schuber, **DM 98,–**, S 784,–, Fr 90,20

Seidenmalerei als Kunst und Hobby
(**4264**-7) Von S. Hahn, 136 S., Farbabb., 1 s/w-Foto, Pappband. ●●●●

Hobby Seidenmalerei
(**0611**-X) Von R. Henge, 88 S., 106 Farbfotos, 28 Zeichnungen, kart. ●●

Neue zauberhafte Seidenmalerei
Motive und Anregungen aus der Natur.
(**0924**-0) Von R. Henge, 80 S., 148 Farbfotos, 27 s/w-Zeichnungen, kart. ●●

Kunstvolle Seidenmalerei
Mit zauberhaften Ideen zum Nachgestalten
(**0783**-3) Von I. Demharter, 32 S., 56 Farbfotos, Pappband. ●

Zauberhafte Seidenmalerei
Materialien · Techniken · Gestaltungsvorschläge. (**0664**-0) Von E. Dorn, 32 S., 62 Farbfotos, Pappband. ●

Aquarellieren auf Seide
Materialien · Techniken · Motive
(**0917**-8) Von I. Demharter, 32 S., 41 Farbfotos, Pappband. ●

Seidenmalerei Landschaften
(**5153**-0) Von D. Kosik, 32 S., 50 Farbfotos, 12 Zeichnungen, mit Vorlagebogen in Originalgröße, kart. ●

Seidenmalerei Kissen
(**5151**-4) Von I. Demharter, 32 S., 42 Farbfotos, 2 Zeichnungen, mit Vorlagebogen in Originalgröße, kart. ●

Seidenmalerei Blusen und T-Shirts
(**5184**-0) Von A. Keller, 32 S., 28 Farbfotos, 12 Zeichnungen, mit Vorlagebogen in Originalgröße, kartoniert. ●

Seidenmalerei Tücher und Schals
(**5152**-2) Von R. Henge, 32 S., 36 Farbfotos, 1 Zeichnung, mit Vorlagebogen in Originalgröße, kart. ●

Seidenmalerei Taschen und Gürtel
(**5194**-8) Von S. Tichy-Gibley, 32 S., 30 Farbfotos, 8 Farbzeichnungen, mit Vorlagebogen in Originalgröße, kartoniert. ●

Seidenmalerei Lampenschirme
(**5154**-9) Von I. Walter-Ammon, 32 S., 47 Farbfotos, 1 Zeichnung, mit Vorlagebogen in Originalgröße, kart. ●

Seidenmalerei Blüten, Blätter, Ranken
(**5165**-4) Von D. Kosik, 32 S., 35 Farbfotos, 4 Zeichnungen, mit Vorlagebogen in Originalgröße, kart. ●

Seidenmalerei Schmuckkarten und Miniaturbilder
(**5166**-2) Von I. Walter-Ammon, 32 S., 37 Farbfotos, 2 Zeichnungen, mit Vorlagebogen in Originalgröße, kart. ●

Seidenmalerei Bilder in Konturentechnik
(**5182**-4) Von I. Demharter, 32 S., 28 Farbfotos, 2 Zeichnungen, mit Vorlagebogen in Originalgröße, kartoniert. ●

Falken-Handbuch **Häkeln**
ABC der Häkeltechniken und Häkelmuster in ausführlichen Schritt-für-Schritt-Bildfolgen.
(**4194**-2) Von H. Fuchs, M. Natter, 288 S., 1073 Farbabb., Pappband. ●●●●

Das moderne Standardwerk von der Expertin
Perfekt Stricken
Mit Sonderteil Häkeln. (**4250**-2) Von H. Jaacks, 256 S., 703 Farbfotos, 169 Farb- und 121 s/w-Zeichnungen, Pappband. ●●●

Falken-Handbuch **Stricken**
ABC der Stricktechniken und Strickmuster in ausführlichen Schritt-für-Schritt-Bildfolgen. (**4137**-3) Von M. Natter, 312 S., 106 Farb- und 922 s/w-Fotos, 318 Zeichnungen, Pappband. ●●●●

Hobby Patchwork und Quilten
(**0768**-X) Von B. Staub-Wachsmuth, 80 S., 108 Farbabb., 43 Zeichnungen, kart. ●●

Hobby Applikationen
Materialien · Techniken · Modelle
(**0899**-6) Von H. Probst-Reinhardt, 80 S., 92 Farbfotos, 31 Zeichnungen, kart. ●●

Hobby Spitzencollagen
Bezaubernde Motive aus edlem Material
(**0847**-3) Von H. Westphal, 80 S., 186 Farbfotos, kart. ●●

Falken-Handbuch **Nähen**
Abc der Nähtechniken und kreative Modellschneiderei in ausführlichen Schritt-für-Schritt-Bildfolgen. (**4272**-8) Von A. Bree, 320 S., 1142 Abbildungen, Schnittmusterbogen für alle Modelle, Pappband. ●●●●

Marionetten
selbst bauen und führen
(**1043**-5) Von D. Köhnen, 80 S., 162 Farbfotos, mit Schnittmusterbogen, kartoniert. ●●

Zauberhafte alte Puppen
Sammeln · Restaurieren · Nachbilden
(**4255**-8) Von C.A. Stanton, J. Jacobs, 120 S., 157 Farbfotos, 24 Zeichnungen, Pappband. ●●●●

Selbstgestrickte Puppen
Materialien und Arbeitsanleitungen
(**0638**-1) Von B. Wehrle, 32 S., 21 Farbfotos, 24 Zeichnungen, Pappband. ●

Puppen zum Liebhaben
(**5199**-9) Von B. Wehrle, 32 S., 27 Farbfotos, 9 s/w-Zeichnungen, mit Vorlagebogen in Originalgröße, kartoniert. ●

Kuscheltiere stricken und häkeln
Arbeitsanleitungen und Modelle. (**0734**-5) Von B. Wehrle, 32 S., 60 Farbfotos, 28 Zeichnungen, Pappband. ●

Phantasiepuppen stricken und häkeln
Märchenhafte Modelle mit Arbeitsanleitungen. (**0813**-9) Von B. Wehrle, 32 S., 26 Farbfotos, 46 Zeichnungen, Pappband. ●

Teddybären
Sechs beliebte Modelle
(**5159**-X) Von Y. Thalheim, H. Nadolny, 32 S., 46 Farbfotos, 9 Zeichnungen, mit Vorlagebogen in Originalgröße, kart. ●

Heißgeliebte Teddybären
Selbermachen · Sammeln · Restaurieren.
(**0900**-3) Von H. Nadolny, Y. Thalheim, 80 S., 119 Farbfotos, 23 s/w-Zeichnungen, 14 S. Schnittmusterbogen, kart. ●●

Hobby Salzteig
(**0662**-4) Von I. Kiskalt, 80 S., 150 Farbfotos, 5 Zeichnungen, Schablonen, kart. ●●

Neue zauberhafte Salzteig-Ideen
(**0719**-1) Von I. Kiskalt, 80 S., 324 Farbfotos, 12 Zeichnungen, Schablonen, kart. ●●

Kreatives Gestalten mit Salzteig
Originelle Motive für Fortgeschrittene
(**0769**-8) Hrsg. I. Kiskalt, 80 S., 168 Farbfotos, kart. ●●

Originell und dekorativ
Salzteig mit Naturmaterialien
(**0833**-3) Von A. und H. Wegener, 80 S., 166 Farbfotos, kart. ●●

Salzteig kinderleicht
(**0973**-9) Von I. Kiskalt, 80 S., 224 Farbfotos, 8 Zeichnungen, kart. ●●

Töpfern
als Kunst und Hobby. (**4073**-3) Von J. Fricke, 132 S., 37 Farbfotos, 222 s/w-Fotos, Pappband. ●●●●

Kreatives Gestalten mit Ton
Töpfern ohne Scheibe – Aufbaukeramik
(**0896**-1) Von A. Riedinger, 80 S., 207 Farbfotos, 16 Zeichnungen, 7 Vignetten, kart. ●●

Kreatives Gestalten mit Ton
Töpfern auf der Scheibe
(**0971**-2) Von A. Riedlinger, 80 S., 28 Farb- und 3 s/w-Zeichng., 178 Farbfotos, kartoniert. ●●

Edles Porzellan
(**4437**-2) Von M. Lutze, Prof. E. Lessing, 160 S., 175 Farbfotos, Leineneinband, mit Schutzumschlag, im Schuber. ●●●●●

Hobby Glaskunst in Tiffany-Technik
(**0781**-7) Von N. Köppel, 80 S., 194 Farbfotos, 6 s/w-Abb., kart., ●●

Tiffany-Lampen selbermachen
Arbeitsanleitung · Materialien · Modelle
(**0684**-5) Von I. Spliethoff, 32 S., 60 Farbfotos, 19 Zeichnungen, Pappband. ●

Fensterbilder in Tiffany-Technik
(**5168**-9) Von P. Matz, 32 S., 43 Farbfotos, mit Vorlagebogen in Originalgröße, kart. ●

Tiffany-Schmuck selbermachen
Materialien · Arbeitsanleitungen · Modelle
(**0871**-6) Von B. Poludniak, H. G. Scheib, 32 S., 55 Farbfotos, Pappband. ●

Tiffany-Technik
und andere kunstvolle Arbeiten in Glas
(**0972**-0) Von. D. Köhnen, 80 S., 176 Farbfotos, 5 s/w-Zeichnungen, kart. ●●

Tiffany-Gürtelschnallen
(**5160**-3) Von G.G. Scheib, R. Grella, 32 S., 52 Farbfotos, 1 Zeichnung, mit Vorlagebogen in Originalgröße, kart. ●

Schmuck, Accessoires und Dekoratives
aus Fimo modelliert. (**0873**-2) Von A. Aurich, 32. S., 54 Farbfotos, Pappband. ●

Modeschmuck mit Federn und Straß
(**5167**-0) Von J. Niemeier, 32 S., 41 Farbfotos, mit Vorlagebogen in Originalgröße, kart. ●

Modeschmuck selbst modellieren
(**5196**-4) Von K. Eichler, 32 S., 51 Farbfotos, mit Vorlagebogen in Originalgröße, kartoniert. ●

Modeschmuck in vielen Variationen
(**5180**-8) Von A. Hahn, 32 S., 39 Farbfotos, 3 Zeichnungen, mit Vorlagebogen in Originalgröße, kartoniert. ●

Exklusiver Modeschmuck
aus dem eigenen Atelier
(**0925**-9) Von J. Niemeier, J. Klein, 80 S., 141 Farbfotos, 25 Zeichnungen, kart. ●●

Masken
phantasievoll dekorieren
(**5155**-7) Von Chr. Familler, 32 S., 48 Farbfotos, mit Vorlagebogen in Originalgröße, kart. ●

Bastelspaß mit der Laubsäge
Mit Schnittmusterbogen für viele Modelle in Originalgröße. (**0741**-8) Von L. Giesche, M. Bausch, 32 S., 61 Farbfotos, 7 Zeichnungen, Schnittmusterbogen, Pappband. ●

Strohschmuck selbstgebastelt
Sterne, Figuren und andere Dekorationen
(**0740**-X) Von E. Rombach, 32 S., 60 Farbfotos, 17 Zeichnungen, Pappband. ●

Hobby Drachen
bauen und steigen lassen. (**0767**-1) Von W. Schimmelpfennig, 80 S., 1 dreiseitige Ausklapptafel, 55 Farbfotos, 139 Zeichnungen kart. ●●

Lenkdrachen
bauen und fliegen
(**1011**-7) Von W. Schimmelpfennig, 64 S., 51 Farbfotos und 126 Zeichnungen, kartoniert. ●●

Drachen
Einfache Modelle für Kinder
(**5156**-5) Von W. Schimmelpfennig, 32 S., 11 Farbfotos, 31 Zeichnungen, mit Vorlagebogen in Originalgröße, kart. ●

Das große farbige
Bastelbuch für Kinder
(**4254**-X) Von U. Barff, I. Burkhardt, J. Maier. 224 S., 157 Farbfotos, 430 Farb- und 60 s/w-Zeichnungen, mit Schnittmusterbogen, Pappband. ●●●

Hobby Origami
Papierfalten für groß und klein
(**0756**-6) Von Z. Aytüre-Scheele, 80 S., 820 Farbfotos, kart. ●●

Neue zauberhafte Origami-Ideen
Papierfalten für groß und klein
(**0805**-8) Von Z. Aytüre-Scheele, 80 S., 720 Farbfotos, kart. ●●

Zauberwelt Origami
Tierfiguren aus Papier
(**1045**-1) Von Z. Aytüre-Scheele, 80 S., 660 Farbfotos, kartoniert. ●●

Origami –
Die Kunst des Papierfaltens. (**0280**-7) Von R. Harbin, 112 S., 633 Zeichnungen, 9 Fotos, kart. ●

Heut basteln wir mit Pappe und Papier
(**4413**-5) Von U. Barff, J. Maier, 224 S., 117 Farbfotos, 480 Farbzeichnungen, 25 s/w-Abbildungen, mit Schnittmusterbogen, Pappband. ●●●

Das große farbige Bastel- und Werkbuch
(**4439**-9) Von D. Rex, 256 S., 999 Farbfotos, 33 Farbzeichnungen, Pappband. ●●●●

Schritt für Schritt zum Scherenschnitt
Materialien · Techniken · Gestaltungsvorschläge. (**0732**-9) Von H. Klingmüller, 32 S., 38 Farbfotos, 34 Vorlagen, Pappband. ●

Fensterbilder in Scherenschnitt
(**5169**-7) Von A. Hahn, 32 S., 52 Farbfotos, 3 s/w-Fotos, mit Vorlagebogen in Originalgröße, kart. ●

Fensterbilder aus Papier
(**5158**-1) Von E. Rüscher, 32 S., 39 Farbfotos, 5 Zeichnungen, mit Vorlagebogen in Originalgröße, kart. ●

Fensterbilder
Meine Lieblingstiere
(**5197**-2) Von Y. Thalheim, H. Nadolny, 32 S., 38 Farbfotos, mit Vorlagebogen in Originalgröße, kartoniert. ●

Die schönsten Fensterbilder
(**1066**-4) Von C. Kimmerle, 64 S., 100 Farbfotos, kartoniert. ●●

Perfekte Fensterbilder
(**4470**-4) Von S. Haenitsch-Weiß, A. Weiß, 8 vierfarbige Bogen 280-g-Karton mit Stanzung + 16 S. zweifarbige Ein/Anleitung. ●●

Märchenhafte Fensterbilder
(**5185**-9) Von J. Maier, 32 S., 37 Farbfotos, mit Vorlagebogen in Originalgröße, kartoniert. ●

Fensterbilder Blumen und Tiere
(**5186**-7) Von M. Twachtmann, 32 S., 41 Farbfotos, 3 Zeichnungen, mit Vorlagebogen in Originalgröße, kartoniert. ●

Papierflieger
(**5157**-3) Von T. Gött, 32 S., 73 Farbfotos, 19 Zeichnungen, mit Vorlagebogen in Originalgröße, kart. ●

Mobiles aus Papier
(**5183**-2) Von J. Maier, 32 S., 17 Farbfots, 35 Farbzeichnungen, mit Vorlagebogen in Originalgröße, kartoniert. ●

Schachteln basteln und dekorieren
(**5170**-0) Von Chr. Adjano, 32 S., 55 Farbfotos, mit Vorlagebogen in Originalgröße, kart. ●

Die große Schachtelparade
(**4438**-0) Von Present Team, 16 vierfarbige Bogen 250-g-Karton mit Schachtelstanzung mit 4 S. Einleitung. ●●●

Deco Art
Die Kunst, Geschenke zu verpacken
(**0949**-6) Von B. Niermann, 80 S., 78 Farbfotos, 191 Zeichnungen, kart. ●●

Geschenkeverpacken für Kinderfeste
(**5195**-6) Von C. Netolitzky, 32 S., 43 Farbfotos, mit Vorlagebogen in Originalgröße, kartoniert. ●

Bunte Dekorationen für den Kindergeburtstag
Mit Spielanleitung zum Fest der Tiere
(**4471**-2) Von S. Haenitsch-Weiß, A. Weiß, 8 vierfarbige Bogen 280-g-Karton mit Stanzung + 16 S., zweifarbige Ein/Anleitung. ●●

Originelles Ambiente für Gäste
Festdekorationen
(**1049**-4) Von B. Niermann, 80 S., 125 Farbfotos, 59 Farbzeichng., kartoniert. ●●

Dekorieren und Arrangieren mit
Seidenblumen
(**5200**-6) Von M. L. Spang, 32 S., 37 Farbfotos, 14 Farbzeichnungen, mit Vorlagebogen in Originalgröße, kartoniert. ●

Tischkarten dekorativ gestalten
aus allerlei Material für viele Anlässe
(**0946**-1) Von H. York, 32 S., 108 Farbfotos, Pappband. ●

Glückwunschkarten
(**5179**-4) Von A. Kolb, B. Michel, 32 S., 54 Farbfotos, mit Vorlagebogen in Originalgröße, kartoniert. ●

Altes Brauchtum neu entdeckt
Schmuck-Eier
Kunstvoll gestalten und verzieren. (**0919**-4) Von I. Kiskalt, 32 S., 45 Farbfotos, 3 s/w-Zeichnungen, Pappband. ●

Dekorationen für Ostern
(**5198**-0) Von Y. Thalheim, H. Nadolny, 32 S., 48 Farbfotos, mit Vorlagebogen in Originalgröße, kartoniert. ●

Basteln für Ostern
(**5164**-6) Von Chr. Adjano, 32 S., 47 Farbfotos, mit Vorlagebogen in Originalgröße, kart. ●

Weihnachtsgeschenke schön verpacken
Schachteln · Dekorationen · Geschenkpapiere
(**4469**-0) Von Present Team, 10 vierfarbige Bogen 250-g-Karton mit Stanzung, 4 Bogen Geschenkpapier + 4 S. Einleitung. ●●●

Alle Jahre wieder...
Advent und Weihnachten
Basteln, Backen, Schmücken, Singen, Vorlesen, Feiern
(**4260**-4) Von H. und Y. Nadolny, 256 S., 105 Farbfotos, 130 Zeichn., Pappband. ●●●

Basteln und dekorieren für
Advent und Weihnachten
(**4446**-1) Von G. Teusen, C. Netolitzky, 176 S., 285 Farbfotos, mit Bastelvorlagebogen, Pappband. ●●●

Basteln für Weihnachten
(**5162**-X) Von Chr. Adjano, 32 S., 44 Farbfotos, mit Vorlagebogen in Originalgröße, kart. ●

Fensterdekorationen für die Weihnachtszeit
(**5181**-6) Von Y. Thalheim, H. Nadolny, 32 S., 33 Farbfotos, mit Vorlagebogen in Originalgröße, kartoniert. ●

Adventskalender
(**5178**-6) Von Y. Thalheim, H. Nadolny, 32 S., 35 Farbfotos, mit Vorlagebogen in Originalgröße, kartoniert. ●

Weihnachtsbasteleien
Advents- und Weihnachtsschmuck für groß und klein
(**0667**-5) Von M. Kühnle und S. Beck, 32 S., 56 Farbfotos, 6 Zeichnungen, Pappband. ●

Feuerzeichen behaglicher Wohnkultur
Kachelöfen, Kamine und Kaminöfen
(**4288**-4) Hrsg. von C. Berninghaus. Von R. Heinen, G. Kosicek, H.P. Sabborrosch, 168 S., 291 Farbfotos, 2 s/w-Fotos, 8 Zeichnungen, Pappband. ●●●●

Falken Handbuch
Heimwerken
Reparieren und Selbermachen im Haus und Wohnung – über 1100 Farbfotos. Praktische Tips vom Profi: Selbermachen, Reparieren, Renovieren, Kostensparen. (**4117**-9) Von Th. Pochert, 440 S., 1103 Farbfotos, 100 ein- und zweifarbige Abb., Pappband. ●●●●

Restaurieren von Möbeln
Stilkunde, Materialien, Techniken, Arbeitsanleitungen in Bildfolgen.
(**4120**-9) Von E. Schnaus-Lorey, 152 S., 37 Farbfotos, 75 s/w-Fotos, 352 Zeichnungen, Pappband. ●●●●

Möbel aufarbeiten, reparieren und pflegen
(**0386**-2) Von E. Schnaus-Lorey, 96 S., 28 Fotos, 101 Zeichnungen, kart. ●

FALKEN-Heimwerker-Praxis
Kleinmöbel aus Holz
(**0905**-4) Von O. Maier, 128 S., 210 Farbfotos, 80 Zeichnungen, kart. ●●

FALKEN-Heimwerker-Praxis
Anstreichen und Lackieren
(**0771**-X) Von P. Müller, 120 S., 196 Farbfotos, 2 s/w-Fotos, 3 Zeichnungen, kart. ●●

FALKEN-Heimwerker-Praxis
Elektroarbeiten
(**0975**-5) Von K.H. Schubert, 120 S., 193 Farbfotos, 40 Zeichnungen, kart. ●●

Falken-Heimwerker-Praxis
Mofa- und Moped-Reparaturen
(**1008**-7) Von T. Kohlmey, 128 S., 280 Farbabbildg. und Zeichng., kartoniert. ●●

FALKEN-Heimwerker-Praxis
Fahrrad-Reparaturen
(**0796**-5) Von R. van der Plas, 112 S., 140 Farbfotos, 113 farbige Zeichnungen, kart. ●●

Ikebana
Einführung in die japanische Kunst des Blumensteckens. (**0548**-2) Von G. Vocke, 152 S., 47 Farbfotos, kart. ●●

Blütenbilder aus Blumen und Blättern
Phantasievolle Naturcollagen
(**0872**-4) Von G. Schamp, 32 S., 57 Farbfotos, 1 Zeichnung, Pappband. ●

Hobby Gewürzsträuße
und zauberhafte Gebinde nach Salzburger Art. (**0726**-4) Von A. Ott, 80 S., 101 Farbfotos, 51 farbige Zeichnunen, kart. ●●

Hobby Trockenblumen
Gewürzsträuße, Gestecke, Kränze, Buketts. (**0643**-8) Von R. Strobel-Schulze, 88 S., 170 Farbfotos, kart. ●●

Neue zauberhafte Trockenblumen-Ideen
(**0821**-X) Von R. Strobel-Schulze, 80 S., 163 Farbfotos, kart. ●●

Phantasievolles Schminken
Verzauberte Gesichter für Maskeraden, Laienspiele und Kinderfeste
(**0907**-0) Hrsg.: H. u. Y. Nadolny, 64 S., 227 Farbfotos, kartoniert. ●●

Schminken für Kinder
(**5177**-8) Von Y. Thalheim, H. Nadolny, 32 S., 68 Farbfotos, mit Vorlagebogen in Originalgröße, kartoniert. ●

Mit vollem Genuß **Pfeife rauchen**
Alles über Tabaksorten, Pfeifen und Zubehör
(**4227**-2) Von H. Behrens, H. Frickert, 168 S., 127 Farbfotos, 18 Zeichn., Pappband. ●●●●

Pfeiferauchen leicht gemacht
Die richtige Art, Tabak zu genießen
(**1026**-5) Von O. Pollner, 112 S., 125 Farbfotos, 5 zweifarbige-Abb., kart. ●●

Münzen
Ein Brevier für Sammler. (**0353**-6) Von E. Dehnke, 128 S., 4 Farbtafeln, 17 s/w-Abb., kart. ●●

Die Fazination der Philatelie
Briefmarken sammeln
(**4273**-6) Von D. Stein, 212 S., 124 s/w-Fotos, 24 Farbtafeln, Pappband. ●●●

Briefmarken sammeln
(**0481**-8) Von D. Stein. 120 S., 4 Farbtafeln, 98 s/w-Abb., kart. ●

Freizeit mit dem Mikroskop
(**0291**-2) Von M. Deckart, 132 S., 8 Farbtafeln, 64 s/w-Abb., 2 Zeichnungen, kart. ●●

Astronomie im Bild
Unser Sternenhimmel rund ums Jahr
(**0849**-X) Von Dr. E. Übelacker, 88 S., 48 Farbfotos, 1 s/w-Foto, 68 Farbzeichn., kart. ●●

Astronomie als Hobby
Sternbilder und Planeten erkennen und benennen. (**0572**-5) Von D. Block, 176 S., 16 Farbtafeln, 49 s/w-Fotos, 93 Zeichnungen, kart. ●●

Moderne Fotopraxis
(**4401**-1) Von G. Koshofer, Prof. H. Wedewardt, 224 S., 363 Farbfotos, 106 s/w-Fotos, 5 Farb- und 24 s/w-Zeichnungen, Pappband. ●●●

Mach dir ein Bild
Praxistips für Foto, Film und Video
(**4410**-0) Von G. Staab, 208 S., 202 Farbfotos, 175 s/w-Fotos, 1 Zeichnung, Pappband. ●●●

So macht man bessere Fotos
Das meistverkaufte Fotobuch der Welt
(**0614**-4) Von M. L. Taylor, 192 S., 457 Farbfotos, 8 s/w-Fotos, 7 Zeichnungen, kart. ●●

Aktfotografie
Interpretationen zu einem unerschöpflichen Thema. Gestaltung · Technik · Spezialeffekte. (**0737**-X) Von H. Wedewardt, 88 S., 144 Farb- und 6 s/w-Fotos, 6 Zeichnungen, kart. ●●

Videografieren
Filmen mit Video 8. Technik – Bildgestaltung – Schnitt – Vertonung. (**0843**-0) Von M. Wild, K. Möller, 120 S., 101 Farbfotos, 22 s/w-Fotos, 52 Zeichnungen, kart. ●●

Videografieren perfekt
Profitricks für Aufnahmetechnik und Nachbearbeitung
(**0969**-0) Von W. Schild, 120 S., 144 Farbabb., 5 s/w-Zeichnungen, kart. ●●●

Schmalfilmen
Ausrüstung · Aufnahmepraxis · Schnitt · Ton. (**0342**-0) Von U. Ney, 108 S., 4 Farbtafeln, 25 s/w-Fotos, kart. ●

Anlagenbau in Modultechnik
für Modelleisenbahnen und Dioramen. (**0845**-7) Von J. Thal, 104 S., 68 Farbfotos, 28 Zeichnungen, kart. ●●●

Kleine Welt auf Rädern
Das faszinierende Spiel mit **Modelleisenbahnen** (**4175**-6) Von F. Eisen, 256 S., 72 Farb- und 180 s/w-Fotos, 25 Zeichnungen, Pappband. ●●●

Elektronik als Hobby
Von der Grundlagenschaltung zum integrierten Schaltkreis
Mit 8 wichtigen Universalplatinen
(**4293**-0) Von W. Priesterath, 264 S., 80 s/w-Fotos, 128 Zeichn., Pappband. ●●●

Die Super-Sportwagen der Welt
(**4423**-2) Von H.G. Isenberg, 194 S., 184 Farbfotos, 4 farbige Ausklapptafeln, 32 s/w-Fotos, Pappband. ●●●●

Die Super Oldtimer der Welt
(**4465**-8) Von H. G. Isenberg, 194 S., 161 Farb- und 36 s/w-Fotos, 4 Ausklapptafeln, Pappband. ●●●●

Die Super-Trucks der Welt
(**4257**-4) Von H. G. Isenberg, 194 S., 205 Farbfotos, 87 s/w-Fotos, 7 Farbzeichnungen, 4 farb. Ausklapptafeln, Pappband. ●●●●

Die Super-Motorräder der Welt
(**4193**-4) Von H. G. Isenberg, 192 S., 170 Farb- und 100 s/w-Fotos, 8 Zeichnungen, Pappband. ●●●●

Die Super-Eisenbahnen der Welt
(**4287**-6) Von W. Kosak, H. G. Isenberg, 224 S., 269 Farbfotos, 79 s/w-Fotos, 8 Vignetten, 5 farb. Ausklapptafeln, Pappband. ●●●●

Sport und Fitneß

Neue Lehrmethoden der Judo-Praxis
(**0424**-9) Von P. Herrmann, 223 S., 475 Abb., kart. ●●

Judo
Grundlagen - Methodik. (**0305**-6) Von M. Ohgo, 208 S., 1025 Fotos, kart. ●●

Fußwürfe
für Judo, Karate und Selbstverteidigung. (**0439**-7) Von H. Nishioka, übers. von H.J. Heese, 96 S., 260 Abb., kart. ●●

Modernes Karate
Das große Standardwerk mit 2279 Abbildungen. (**4280**-9) Von T. Okazaki, Dr. med. M. V. Stricevic, übers. von M. Pabst, 376 S., 2279 s/w-Abb., Pappband. ●●●●●

Nakayamas Karate perfekt 1
Einführung. (**0487**-7) Von M. Nakayama, 136 S., 605 s/w-Fotos, kart. ●●

Nakayamas Karate perfekt 2
Grundtechniken. (**0512**-1) Von M. Nakayama, 136 S., 354 s/w-Fotos, 53 Zeichn., kart. ●●

Nakayamas Karate perfekt 3
Kumite 1: Kampfübungen. (**0538**-5) Von M. Nakayama, 128 S., 424 s/w-Fotos, kart. ●●

Nakayamas Karate perfekt 4
Kumite 2: Kampfübungen. (**0547**-4) Von M. Nakayama, 128 S., 394 s/w-Fotos, kart. ●●

Nakayamas Karate perfekt 5
Kata 1: Heian, Tekki. (**0571**-7) Von M. Nakayama, 144 S., 1229 s/w-Fotos, kart. ●●

Nakayamas Karate perfekt 6
Kata 2: Bassai-Dai, Kanku-Dai, (**0600**-4) Von M. Nakayama, 144 S., 1300 s/w-Fotos, 107 Zeichnungen, kart. ●●

Nakayamas Karate perfekt 7
Kata 3: Jitte, Hangetsu, Empi. (**0618**-7) Von M. Nakayama, 144 S., 1988 s/w-Fotos, 105 Zeichnungen, kart. ●●

Nakayamas Karate perfekt 8
Gankaku, Jion. (**0650**-0) Von M. Nakayama, 144 S., 1174 s/w-Fotos, 99 Zeichnungen, kart. ●●

Karate für alle
Karate-Selbstverteidigung in Bildern. (**0314**-5) Von A. Pflüger, 104 S., 323 s/w-Fotos, kart. ●●

Fit mit **Karate**
(**2308**-1) Von A. Pflüger, 96 S., 134 Farbfotos, 4 s/w-Zeichnungen, kart. ●●

25 Shotokan-Katas
Auf einen Blick: Karate-Katas für Prüfungen und Wettkämpfe. (**0859**-7) Von A. Pflüger, 88 S., 185 s/w-Abb., 24 ganzseitige Tafeln mit über 1.600 Einzelschritten, kart. ●●

Kontakt-Karate
Ausrüstung · Technik · Training. (**0396**-X) Von A. Pflüger, 112 S., 238 s/w-Fotos, kart. ●●

Bo-Karate
Habo-Jitsu – die Techniken des Stockkampfes. (**0447**-8) Von G. Stiebler, 176 S., 424 s/w-Fotos, 38 Zeichnungen, kart. ●●

Karate 1
Einführung · Grundtechniken. (**0227**-0) Von A. Pflüger, 144 S., 195 s/w-Fotos, 120 Zeichnungen, kart. ●

Karate 2
Kombinationstechniken · Katas. (**0239**-4) Von A. Pflüger, 176 S., 452 s/w-Fotos und Zeichnungen,kart. ●

Karate Kata 1
Heian 1–5, Tekki 1, Bassai Dai. (**0683**-7) Von W.-D. Wichmann, 164 S., 703 s/w-Fotos, kart. ●●

Karate Kata 2
Jion, Empi, Kanku-Dai, Hangetsu. (**0723**-X) Von W.-D. Wichmann, 140 S., 661 s/w-Fotos, 4 Zeichnungen, kart. ●●

Der König des Kung-Fu
Bruce Lee
Sein Leben und Kampf. (**0392**-7) Von L. Lee, 136 S., 104 s/w-Fotos, kart. ●●

Bruce Lees Kampfstil 1
Grundtechniken. (**0473**-7) Von B. Lee, M. Uyehara, 109 S., 220 Abb., kart. ●

Bruce Lees Kampfstil 2
Selbstverteidigungs-Techniken. (**0486**-9) Von B. Lee, M. Uyehara, 128 S., 310 Abb., kart. ●

Bruce Lees Kampfstil 3
Trainingslehre. (**0503**-2) Von B. Lee, M. Uyehara, 112 S., 246 Abb., kart. ●

Bruce Lees Kampfstil 4
Kampftechniken (**0523**-7) Von B. Lee, M. Uyehara, 104 S., 211 Abb., kart. ●

Kung-Fu 1
Legende · Philosophie · Grundtechniken (**0891**-0) Von Chr. Yim, 152 S., 401 s/w-Fotos, 2 s/w-Zeichnungen, kart. ●●

Kung-Fu und Tai-Chi
Grundlagen und Bewegungsabläufe. (**0367**-6) Von B. Tegner, 182 S., 370 s/w-Fotos, kart. ●●

Kung-Fu
Grundlagen · Bewegungsabläufe · Körperschule. (**0376**-5) Von M. Pabst, 160 S., 330 Abb., kart. ●●

Bruce Lees Jeet Kune Do
(**0440**-0) Von B. Lee, 192 S., mit 105 eigenhändigen Zeichnungen von B. Lee, kart. ●●

Shaolin-Kempo – Kung-Fu
Chinesisches Karate im Drachenstil. (**0395**-1) Von R. Czerni, K. Konrad, 246 S., 723 Abb., kart. ●●

Kickboxen
Fitneßtraining und Wettkampfsport. (**0795**-7) Von G. Lemmens, 96 S., 208 s/w-Fotos, 23 Zeichnungen, kart. ●●

Ninja 1
Die Lehre der Schattenkämpfer. (**0758**-2) Von S.K. Hayes, übers. von J. Schmit, 144 S., 137 s/w-Fotos, kart. ●●

Ninja 2
Die Wege zum Shoshin (**0763**-9) Von S.K. Hayes, übers. von J. Schmit, 160 S., 309 s/w-Fotos, 2 Zeichnungen, kart. ●●

Ninja 3
Der Pfad des Togakure-Kämpfers. (**0764**-7) Von S.K. Hayes, übers. von J. Schmit, 144 S., 197 s/w-Fotos, 2 Zeichnungen, kart. ●●

Ninja 4
Das Vermächtnis der Schattenkämpfer (**0807**-4) Von S.K. Hayes, übers. von J. Schmit, 196 S., 466 s/w-Fotos, kart. ●●

Taekwondo perfekt 1
Die Formenschule bis zum Blaugurt (**0890**-2) Von K. Gil, Kim Chul-Hwan, 176 S., 439 s/w-Fotos, 107 Zeichnungen, kart. ●●

Taekwondo perfekt 2
Die Formenschule vom Blau- bis zum Schwarzgurt (**0976**-3) Von K. Gil, K. Chul-Hwan, 192 S., 461 s/w-Fotos, 112 Zeichnungen, kart. ●●

Taekwondo perfekt 3
(**1068**-0) Von K. Gil, K. Chul-Hwan, 200 S., 429 s/w-Fotos, kartoniert. ●●

Illustriertes Handbuch des Taekwondo
Koreanische Kampfkunst und Selbstverteidigung. (**4053**-9) Von K. Gil, 248 S., 1026 Abb., Pappband. ●●●

Taekwon-Do
Koreanischer Kampfsport. (**0347**-1) Von K. Gil, 152 S., 408 Abb., kart. ●●

Ju-Jutsu als Wettkampf
(**0826**-0) Von G. Kulot, 168 S., 418 s/w-Fotos, 2 Zeichnungen, kart. ●●

Ju-Jutsu 1
Grundtechniken - Moderne Selbstverteidigung. (**0276**-9) Von W. Heim, F.J. Gresch, 164 S., 450 s/w-Fotos, 8 Zeichn., kart. ●

Ju-Jutsu 2
für Fortgeschrittene und Meister. (**0378**-1) Von W. Heim, F. J. Gresch, 160 S., 798 s/w-Fotos, kart. ●●

Ju-Jutsu 3
Spezial-, Gegen- und Weiterführungs-Techniken · Stockkampfkunst. (**0485**-0) Von W. Heim, F.J. Gresch, 200 S., über 600 s/w-Fotos, kart. ●●

Aikido
Lehren und Techniken des harmonischen Weges. (**0537**-7) Von R. Brand, 280 S., 697 Abb., kart. ●●

Hap Ki Do
Koreanische Selbstverteidigung nach dem Lehrsystem des Großmeisters. (**0379**-X) Von Kim Sou Bong, 112 S., 152 Abb., kart. ●●

Dynamische Tritte
Grundlagen für den Zweikampf. (**0438**-9) Von C. Lee, 96 S., 398 s/w-Fotos, 10 Zeichnungen, kart. ●●

Selbstverteidigung
Abwehrtechniken für Sie und Ihn (**0853**-8) Von E. Deser, 96 S., 259 s/w-Fotos, kart. ●

Die Faszination athletischer Körper
Bodybuilding
mit Weltmeister Ralf Möller. (**4281**-7) Von R. Möller, 128 S., 169 Farbfotos, 14 s/w-Fotos, 1 Farbzeichn., Pappband. ●●●●

Bodyshaping · Bodybuilding
Mit Anja Albrecht zur Idealfigur. (**4405**-4) Von A. Albrecht, 128 S., 164 Farbfotos, 4 s/w-Fotos, 1 Farb- und 1 s/w-Zeichnung, Pappband. ●●●●

Ladyfitneß
Das neue Körperbewußtsein der Frau Bodyshaping · Körperpflege · Ernährung · Entspannung
(**4433**-X) Von Prof. Dr. S. Starischka, B. Grabis, D. von Gramm, G.W. Kienitz, ca. 128 S., ca. 113 Farbfotos, Pappband. ●●●

Bodybuilding für Frauen
Wege zu Ihrer Idealfigur (**0661**-6) Von H. Schulz, 112 S., 84 s/w-Fotos, 4 Zeichnungen, kart. ●

Fit mit **Bodybuilding**
(**2314**-6) Von L. Spitz, 112 S., 203 Farbabbildungen, 10 Tabellen. ●●

Bodybuilding Anleitung zum Muskel- und Konditionstraining für sie und ihn. (**0604**-7) Von R. Smolana, 160 S., 171 s/w-Fotos, kart. ●

Hanteltraining zu Hause
(**0800**-7) Von W. Kieser, 80 S., 71 s/w-Fotos, 4 Zeichnungen, kart. ●

Leistungsfähiger durch Krafttraining
Eine Anleitung für Fitness-Sportler, Trainer und Athleten (**0617**-9) Von W. Kieser, 96 S., 20 s/w-Fotos, 62 Zeichnungen, kart. ●

Fit und gesund
Fitneßtraining und Bodybuilding zu Hause. Trainingsprogramme für Ihr Wohlbefinden. (**0782**-5) Von Prof. Dr. S. Starischka, 80 S., 100 Farbfotos, 3 Zeichnungen, kart. ●●

Optimale Ernährung
für Krafttraining und Budybuilding. (**0912**-7) Von B. Dahmen, 88 S., 8 Farbtafeln, 8 Zeichnungen, kart. ●

Fit mit **Bio-Training**
für Kraft, Ausdauer und Schnelligkeit (**2310**-3) Von L. Spitz, 112 S., 197 Farbfotos, 11 Farb- und 4 s/w-Zeichnungen, kart. ●●

Top-Form im Sport
Ernährungs-Training
Das Erfolgsprogramm für den Ausdauersportler. (**0945**-3) Von M. Inzinger, Dipl.-Oec. troph. G. Wagner, 160 S., 31 Farbzeichnungen, 16 Grafiken, kart. ●●

Gesund und fit durch **Konditionstraining und Wirbelsäulengymnastik**
(**0844**-9) Von R. Milser u. K. Grafe, 104 S., 99 Farbfotos, 12 Farbzeichnungen, 5 s/w-Zeichnungen, kart. ●●

Fit mit **Tai Chi**
als sanfte Körpererfahrung (**2305**-7) Von B. u. K. Moegling, 112 S., 121 Farbfotos, 6 Farb- u. 4 s/w-Zeichnungen, kart. ●●

Isometrisches Training
Übungen für Muskelkraft und Entspannung. (**0529**-6) Von L. M. Kirsch, 140 S., 162 s/w-Fotos, kart. ●●

Stretching
Mit Dehnungsgymnastik zu Entspannung. Geschmeidigkeit und Wohlbefinden. (**0717**-5) Von H. Schulz, 80 S., 90 s/w-Fotos, kart. ●

Fit mit **Stretching**
(**2304**-9) Von B. Kurz, 96 S., 255 Farbfotos, kart. ●●

Gesund und fit durch Gymnastik
(**0366**-8) Von H. Pilss-Samek, 88 S., 130 Abb., kart. ●

Fit und frisch
Gymnastik für die ganze Familie (**6501**-9) Von G. Sieber, 104 S., 306 Farbfotos, 5 Farbzeichnungen, kart., mit Audiokassette, Laufzeit 30 Min., ●●●

Fit mit Frank Elstner
Das neue Aktiv-Programm (**4430**-5) Hrsg. von Frank Elstner, fachl. Mitarbeiter Prof. Dr. S. Starischka u. a., 184 S., 215 Farbfotos, 72 Zeichnungen, 8 farbige Grafiken. ●●●●

Fit mit **Laufen**
(**2315**-4) Von W. Sonntag, 96 S., 60 Farbfotos, 8 Farbzeichnungen, kart. ●●

Spaß am Laufen
Jogging für die Gesundheit. (**0470**-2) Von W. Sonntag. 140 S., 41 s/w-Fotos, 1 Zeichnung, kart. ●

Fit mit **Sportschießen**
(**2312**-X) Von H. Gabelmann, ca. 112 S., ca. 100 Farbabbildungen, kart. ●●

Fechten
Florett · Degen · Säbel. (**0449**-4) Von E. Beck, 88 S., 185 Fotos, 10 Zeichnungen, kart. ●●

Fit mit **Sportabzeichen**
(**2307**-3) Von G. Hennige, 104 S., 107 Farbfotos, kart. ●●

Volleyball
Technik · Taktik · Regeln. (**0351**-X) Von H. Huhle, 104 S., 330 Abb., kart. ●

Fit mit **Volleyball**
(**2302**-2) Von Dr. A. Scherer, 104 S., 27 Farb- und 1 s/w-Foto, 12 Farb- und 29 s/w-Zeichnungen, kart. ●●

Fit mit **Fußball**
(**2309**-X) Von H. Obermann, P. Walz, 112 S., 47 Farbfotos, 18 Farb- und 25 s/w-Zeichnungen, kart. ●●

Handball
Technik · Taktik · Regeln. (**0426**-5) Von F. und P. Hattig, 128 S., 91 s/w-Fotos, 121 Zeichnungen, kart. ●●

Die neue Tennis-Praxis
Der individuelle Weg zu erfolgreichem Spiel. (**4097**-0) Von R. Schönborn, 240 S., 202 Farbzeichnungen, 31 s/w-Abb., Pappband. ●●●●

Tennis
Technik · Taktik · Regeln. (**0375**-7) Von W. u. S. Taferner, 112 S., 81 Abb., kart. ●

Tischtennis-Technik
Der individuelle Weg zu erfolgreichem Spiel. (**0775**-2) Von M. Perger, 144 S., 296 Abb. kart. ●●

Badminton
Technik · Taktik · Training. (**0699**-3) Von K. Fuchs, L. Sologub, 168 S., 51 Abb., kart., ●●

Squash
Ausrüstung · Technik · Regeln. (**0539**-3) Von D. von Horn, H.-D. Stünitz, 96 S., 55 s/w-Fotos, 25 Zeichnungen, kart. ●

Fit mit **Squash**
(**2311**-1) Von P. Langhammer, R. Michna, 96 S., 86 Farbfotos, 13 Farbzeichnungen, kart. ●●

Eishockey
Lauf- und Stocktechnik, Körperspiel, Taktik, Ausrüstung und Regeln. (**0414**-1) Von J. Čapla, 264 S., 548 s/w-Fotos, 163 Zeichnungen, kart. ●●

Golf
Ausrüstung und Technik. (**0343**-9) Von J.C. Jessop, übersetzt von H. Biemer, mit einem Vorwort von H. Krings, Präsident des Deutschen Golf-Verbandes, 96 S., 57 Abb., Anhang Golfregeln des DGV, kart. ●●

Pool-Billard
(**0484**-2) Herausgegeben vom Deutschen Pool-Billard-Bund. Von M. Bach, K.-W. Kühn, 104 S., 64 Abb., kart. ●

Tanzstunde
Das Welttanzprogramm leicht gelernt (**4409**-2) Von G. Hädrich, 164 S., 489 s/w-Fotos, 63 Zeichnungen, Pappband. ●●●

Wir lernen tanzen
Standard- und lateinamerikanische Tänze (**0200**-9) Von E. Fern, 152 S., 119 s/w-Fotos, 47 Zeichnungen, kart. ●

Fit mit **Tanzen**
(**2303**-0) Von K. Richter, H. Kleinow, 96 S., 102 Farbfotos, kart. ●●

Dancing
Moderne Discotänze: mit Mambo und Salsa (**0977**-1) Von B. und F. Weber, 96 S., 207 s/w-Fotos, kart. ●●

Jive
(**5174**-3) Von Peter Wolff, 32 S., 66 Farbfotos, 7 Zeichng., mit Tanzteppich, kartoniert. ●

Cha-Cha-Cha
(**5177**-9) Von Peter Wolff, 32 S., 51 Farbfotos, 10 Zeichnungen, mit Tanzteppich, kartoniert. ●

Foxtrott
(**5172**-7) Von Peter Wolff, 32 S., 55 Farbfotos, 10 Zeichnungen, mit Tanzteppich, kartoniert. ●

Langsamer Walzer
(**5173**-5) Von Wolff, 32 S., 50 Farbfotos, 10 Zeichnungen, mit Tanzteppich, kartoniert. ●

Dirty Dancing
Step by Step leicht gelernt (**0992**-5) Von D. Glück, G. Teusen, 80 S., 140 Farbfotos, kart. ●●

Anmutig und fit durch
Bauchtanz
(**0911**-9) Von Marta, 120 S., 229 Farbfotos, 6 s/w-Zeichnungen, kart. ●●

Sporttauchen
Theorie und Praxis des Gerätetauchens (**0647**-0) Von S. Müßig, 144 S., 8 Farbtafeln, 35 s/w-Fotos, 89 Zeichnungen, kart. ●●

Angelfischerei von Aal bis Zander
Fische · Geräte · Technik. (**0324**-2) Von H. Oppel, 72 S., 16 Farbt., 49 s/w-Abb., kart. ●●

Angeln
Kleine Fibel für den Sportfischer. (**0198**-3) Von E. Bondick, 80 S., 4 Farbt., 116 Abb., kart. ●

Falken-Handbuch **Angeln**
in Binnengewässern und im Meer. (**4090**-3) Von H. Oppel, 344 S., 24 Farbtafeln, 66 s/w-Fotos, 151 Zeichn., gebunden. ●●●●

Funboard-Surfen
Material · Technik · Regatten · Internationale Reviere. (**4297**-3) Von J. Evans, 144 S., 106 Farbfotos, 9 Farbzeichnungen, 68 zweifarbige und 5 s/w-Zeichnungen, kart. ●●●

Fit mit
Surfen
(**2317**-3) Von H. Mönster, K.-H. Eden, B. Bohr, 104 S., 110 Farbfotos, 23 s/w-Zeichnungen, kartoniert. ●●

TELESKI
Skigymnastik perfekt (**1037**-0) Von M. Vorderwülbecke, G. Kern, 120 S., 220 Farbfotos, 16 farbige Grafiken, 19 Farbzeichnungen, kartoniert. ●●

Fibel für Kegelfreunde
Sport- und Freizeitkegeln · Bowling (**0191**-6) Von G. Bocsai, 72 S., 62 Abb., kart. ●

Fit mit **Kegeln**
(**2301**-4) Von G. Gromann, 96 S., 51 Farbfotos, 50 Farb- und 4 s/w-Zeichnungen, kart. ●●

Beliebte und neue Kegelspiele
(**0271**-8) Von H. Regulski, 92 S., 62 Abb., kart. ●

111 spannende Kegelspiele
(**2031**-7) Von H. Regulski, 80 S., 53 Zeichnungen, kart. ●

Schach

Einführung in das Schachspiel
(**0104**-5) Von W. Wollenschläger und K. Colditz, 112 S., 116 Diagramme, kart. ●

Falken-Handbuch
Schach
(**4051**-2) Von T. Schuster, 360 S., über 340 Diagramme, gebunden. ●●●●

Spielend Schach lernen
(**2002**-3) Von T. Schuster, 96 S., kart. ●

Kinder- und Jugendschach
Offizielles Lehrbuch des Deutschen Schachbundes zur Erringung der Bauern-, Turm- und Königsdiplome. (**0561**-X) Von B.J. Withuis, H. Pfleger, 144 S., 220 Zeichnungen und Diagramme, kart. ●●

Zug um Zug
Schach für jedermann 1
Offizielles Lehrbuch des Deutschen Schachbundes zur Erringung des Bauerndiploms. (**0648**-9) Von H. Pfleger, E. Kurz, 80 S., 24 s/w- Fotos, 8 Zeichn., 60 Diagramme, kart. ●

FALKEN-Software
Zug um Zug
Schach für jedermann 1
(**7015**-2) Wendediskette für C 64/C 128 PC, mit Begleitheft. ●●●*
(**7005**-1) Wendediskette für Atari ST 520/1040 mit Begleitheft. ●●●●●*

Zug um Zug
Schach für jedermann 2
Offizielles Lehrbuch des Deutschen Schachbundes zur Erringung des Turmdiploms. (**0659**-4) Von H. Pfleger, E. Kurz, 128 S., 7 s/w-Fotos, 13 Zeichnungen, 78 Diagramme, kart. ●

Zug um Zug
Schach für jedermann 3
Offizielles Lehrbuch des Deutschen Schachbundes zur Erringung des Königdiploms. (**0728**-0) Von H. Pfleger, G. Treppner, 128 S., 4 s/w-Fotos, 84 Diagramme, 10 Zeichnungen, kart. ●

Schach für Fortgeschrittene
Taktik und Probleme des Schachspiels (**0219**-X) Von R. Teschner, 88 S., 85 Diagramme, kart. ●

Neue Schacheröffnungen
(**0478**-8) Von T. Schuster 104 S., 100 Diagramme, kart. ●

Lehr-, Übungs- und Testbuch der Schachkombinationen
(**0649**-7) Von K. Colditz, 184 S., 227 Diagramme, kart. ●●

Erfolgreiche Schachlehre
Eröffnungs- und Mittelspielstrategie (**0991**-7) Von D. Bronstein, 254 S., 201 Diagramme, Pappband. ●

Faszinierendes Schach
(**0989**-5) Von I. Linder, 285 S., 295 Diagramme, Pappband. ●●

Die hohe Schule der
Schachkombinationen
(**0920**-8) Von W. Golz, P. Keres, 272 S., 322 Diagramme, Pappband. ●●

Schwerfiguren greifen ein
(**0979**-8) Von J. Damski, 184 S., 244 Diagramme, Pappband. ●●

Sizilianisch siegen
durch die Kunst der Verteidigung (**0990**-2) Von M. Taimanow, 160 S., 124 Diagramme, Pappband. ●●

Schnelle Schachsiege
Das meisterliche Gambitspiel (**1038**-9) Von S. Samarian, 28 S., 125 Diagramme, kartoniert. ●●

Offizielles Lehrbuch des Deutschen Schachbundes
Das systematische Schachtraining
Trainingsmethoden, Strategien und Kombinationen. (**0857**-0) Von Sergiu Samarian, 152 S., 159 Diagramme, 1 Zeichn., kart. ●●

Taktische Schachendspiele
(**0752**-3) Von J. Nunn, 208 S., 152 Diagramme, kart. ●●

Schachstrategie
Ein Intensivkurs mit Übungen und ausführlichen Lösungen. (**0584**-9) Von A. Koblenz, dt. Bearb. von K. Colditz, 212 S., 240 Diagramme, kart. ●●

Schachtraining mit den Großmeistern
(**0670**-5) Von H. Bouwmeester, 128 S., 90 Diagramme, kart. ●●

Die besten Partien deutscher Schachgroßmeister
(**4121**-7) Von H. Pfleger, 192 S., 29 s/w-Fotos, 89 Diagramme, Pappband. ●●●

So denkt ein Schachmeister
Strategische und taktische Analysen. (**0915**-1) Von H. Pfleger, G. Treppner, 120 S., 75 Diagramme, kart. ●●

Schach als Kampf
Meine Spiele und mein Weg. (**0729**-9) Von G. Kasparow, 144 S., 95 Diagramme, 9 s/w-Fotos, kart. ●●

Kasparows Schacheröffnungen
(**1021**-4) Von O. Borik, 136 S., 16 s/w-Fotos, kartoniert. ●●

Helmut Pflegers
Schachkabinett
Amüsante Aufgaben – überraschende Lösungen. (**0877**-5) Von H. Pfleger, 160 S., 118 Diagramme, kart. ●●

Schach mit dem Computer
(**0747**-7) Von D. Frickenschmidt, 140 S., 112 Diagramme, 29 s/w-Fotos, 5 Zeichnungen, kart. ●●

FALKEN-Software
Das komplette Schachprogramm
Spielen, Trainieren, Problemlösen mit dem Computer. (**7006**-3) Von J. Egger, Diskette für C 64, C 128 PC, mit Begleitheft. ●●●●●*

Mensch und Gesundheit

Total verknallt ... und keine Ahnung?
Alles über Liebe, Sex und Zärtlichkeit (**1024**-9) Von H. Bruckner, R. Rathgeber, 104 S., 38 Abbildungen, kartoniert. ●●

Sinnliche Liebe
Sex und Partnerschaft (**4436**-4) Von Dr. A. Stanway, 160 S., 60 vierfarbige Illustrationen, Pappband. ●●●●

Streicheleinheiten für Körper und Seele
Partner Massage
(**4444**-5) Von Chr. Unseld-Baumanns, 136 S., 145 Farbfotos, Pappband. ●●●●

Der moderne Ratgeber
Wir werden Eltern
Schwangerschaft · Geburt · Erziehung des Kleinkindes. (**4269**-8) Von B. Nees-Delaval, 376 S., 335 2-farbige Abb., Pappband. ●●●●

Wenn Sie ein Kind bekommen
(**4003**-2) Von U. Klamroth, Dr. med. H. Oster, 240 S., 86 s/w-Fotos, 30 Zeichn., kart. ●●●

Wenn der Mensch zum Vater wird
Ein heiter-besinnlicher Ratgeber (**4259**-0) Von D. Zimmer, 160 S., 20 Zeichnungen, Pappband. ●●

Vorbereitung auf die Geburt und
Schwangerschaftsgymnastik
Atmung, Rückbildungsgymnastik. (**0251**-3) Von s. Buchholz, 112, S., 98 s/w-Fotos, kart. ●

Yoga für Schwangere
Der Weg zur sanften Geburt (**0777**-9) Von V. Bolesta-Hahn, 112 S., 76 zweifarbige Abb., kart. ●●

Die Kunst des Stillens
nach neuesten Erkenntnissen (**0701**-9) Von Prof. Dr. med. E. Schmidt, S. Brunn, 112 S., 20 Fotos und Zeichnungen, kart. ●

Das Babybuch
Pflege · Ernährung · Entwicklung (**0531**-8) Von A. Burkert, 96 S., 76 zweifrg. Zeichn., 22 s/w-Zeichn., kart. ●●

Babyfitness
Massage, Spiele, Gymnastik und Schwimmen für Kinder im 1. Lebensjahr (**1034**-6) Von G. Zeiß, 112 S., 179 zweifarbige Illustrationen, kartoniert. ●●

Wenn Kinder krank werden
Medizinischer Ratgeber für Eltern (**4240**-X) Von Dr. med. I.J. Chasnoff, B. Nees-Delaval, 232 S., 163 Zeichn., Pbd.. ●●●

FALKEN-Software
Ego-Tests
Sich und andere besser erkennen und verstehen. (**7012**-8) Diskette für IBM PC kompatible (MS DOS) mit Begleitheft. ●●●●●*

Bildatlas des menschlichen Körpers
(**4177**-2) Von G. Pogliani, V. Vannini, 112 S., 402 Farbabb. 28 s/w-Fotos, Pappband. ●●●

Das moderne Hausbuch der Naturheilkunde
Neueste Erkenntnisse der Ganzheitsmedizin von Akupressur bis Zelltherapie (**4403**-8) Von G. Leibold, 448 S., 263 Farbzeichn., 15 s/w-Fotos, Pappband. ●●●●●

Pillenpreise unverblümt
Rezeptfreie Medikamente: Medizinische Grundlagen · Wirkungen · Risiken · Preisübersicht (**4426**-7) Von Dr. rer.nat. K. Mayer, 248 S., franz. Broschur. ●●●

Ratgeber Aids
Entstehung, Ansteckung, Krankheitsbilder, Heilungschancen, Schutzmaßnahmen (**0803**-1) Von B. Baartman, Vorwort von Dr. med. H. Jäger, 112 S., 8 Farbtafeln, 4 Grafiken, kart. ●●

Nahrungsmittelallergien
So ernähren Sie sich richtig! (**0913**-5) Von Priv-Doz.Dr.med.Dr.med.habil. J. von Mayenburg, Prof. Dr. med. Dr. phil. S. Borelli, E. Polster, 136 S., kart. ●●

Diabetes
Krankheitsbild, Therapie, Kontrollen, Schwangerschaft, Sport, Urlaub, Alltagsprobleme, Neueste Erkenntnisse der Diabetesforschung. (**0895**-3) Von Dr. med. H.J. Krönke, 120 S., 4 Farbtafeln, 14 s/w-Fotos, 13 s/w-Zeichnungen, kart. ●

Rheuma und Gicht
Krankheitsbilder, Behandlung, Therapieverfahren, Selbstbehandlung. Richtige Lebensführung und Ernährung. (**0712**-4) Von Dr. J. Höder, J. Bandick, 104 S., kart. ●

Asthma
Pseudokrupp, Bronchitis und Lungenemphysem. (**0778**-7) Von Prof. Dr. med. W. Schmidt, 120 S., 56 Zeichnungen, kart. ●

Krampfadern
Ursachen, Vorbeugung, Selbstbehandlung, Therapieverfahren. (**0727**-2) Von Dr. med. K. Steffens, 112 S., 38 Abb., kart. ●

Gallenleiden
Krankheitsbilder, Behandlung, Therapieverfahren, Selbstbehandlung. Richtige Lebensführung und Ernährung. (**0673**-X) Von Dr. med. K. Steffens, 104 S., 34 Zeichnungen, kart. ●

Arteriosklerose
Risikofaktoren/Vorbeugung/Therapie Richtige Ernährung bei erhöhtem Cholesterinspiegel (**1020**-6) Von Prof. Dr. med. G. Assmann, Dr. troph. U. Wahrburg, 192 S., 84 farb. Abb., 4 s/w-Zeichnungen, kartoniert.

Naturkosmetik
Die Grundlagen gesunder und natürlicher Hautpflege (**1080**-X) Von N. E. Haas, 120 S., 63 Farbabb., kartoniert. ●●

Gesundheit durch altbewährte Kräuterrezepte und Hausmittel aus der
Natur-Apotheke
(**4156**-X) Von G. Leibold, 236 S., 8 Farbtafeln, 100 Zeichnungen, kart. ●●

Heiltees und Kräuter für die Gesundheit
(**4123**-3) Von G. Leibold, 136 S., 15 Farbtafeln, 16 Zeichnungen, kart. ●●

Fastenkuren
Wege zur gesunden Lebensführung. Rezepte und Tips für die Nachfastenzeit. Kurzfasten · Saftfastenkuren · Fastenschalttage · Heilfasten. (**4248**-5) Von Ha. A. Mehler, H. Keppler, 144 S., 16 s/w-Fotos, 9 Zeichn., Pbd. ●●●

Die sanfte Art des Heilens
Homöopathie
Praktische Anwendung und Arzneimittellehre
(**4418**-X) Von J. H. P. Kreuter, 216 S., 49 Zeichnungen, Pappband. ●●●

Massagetechniken und Heilanzeigen
Reflexzonentherapie
(**4404**-6) Von G. Leibold, 128 S., 53 Farbzeichungen, Pappband. ●●●

Wetterfühligkeit
Vorbeugen und behandeln
Der Einfluß von Wetter und Klima auf Körper und Psyche
(**0998**-4) Von Dipl.-Met. H. Trenkle, fachl. Beratung Prof. Dr. V. Faust, 120 S., 8 Farbtafeln, 31 zweifarbige Abbildungen und Tabellen, kartoniert. ●●

Heilatmen
Ein Weg zu Lebenskraft und innerer Harmonie
(**1047**-8) Von K. Schutt, 112 S., 57 zweifarbige Abb., kartoniert. ●●●

Bewährte Naturheilverfahren bei
Asthma und Bronchitis
(**1083**-4) Von G. Leibold, 112 S., kartoniert. ●

Kneippkuren zu Hause
(**0779**-5) Von G. Leibold, 112 S., 25 Zeichnungen, kartoniert. ●

Entspannung und Schmerzlinderung durch
Massage
(**0750**-7) Von B. Rumpler, K. Schutt, 112 S., 116 zweifarbige Zeichnungen, kart. ●

Besser sehen durch Augentraining
Ein Gesundheitsprogramm zur Verbesserung des Sehvermögens.
(**0914**-3) Von K. Schutt, B. Rumpler, 96 S., 32 s/w-Zeichnungen, kart. ●

Bewährte Naturheilverfahren bei
Herz-Kreislauf-Erkrankungen
(**1084**-2) Von Dr. med. O. Wolff, G. Leibold, 104 S., kartoniert. ●

Krebsangst und Krebs behandeln
Mit einem Vorwort von Prof. Dr. med. Friedrich Douwes. (**0839**-2) Von G. Leibold, 104 S., kart. ●

Bewährte Naturheilverfahren bei
Krebs
(**1082**-6) Hrsg. H.-R. Heiligtag, 88 S., kartoniert. ●

Hypnose und Autosuggestion
Methoden - Heilwirkungen - praktische Beispiele. (**0483**-4) Von G. Leibold, 120 S., 9 Illustrationen, kart. ●

Bewährte Naturheilverfahren bei
Migräne und Schlafstörungen
(**1081**-8) Von G. Leibold, Dr. med. H. Chr. Scheiner, 112 S. kartoniert. ●

Gesunder Schlaf
Schlafstörungen ohne Medikamente erfolgreich behandeln
(**1036**-2) Von D. H. Alke, 88 S., 22 s/w-Abb., mit Audiokassette, kartoniert. ●●●

Akupressur zur Eigenbehandlung
(**0417**-6) Von G. Leibold, 112 S., 78 Abb., kart. ●

Enzyme
Vitalstoffe für die Gesundheit
(**0677**-2) Von G. Leibold, 96 S., kart. ●

Fußsohlenmassage
Heilanzeigen · Technik · Selbsthilfe
(**0714**-0) Von G. Leibold, 96 S., 38 Zeichnungen, kart. ●

Rheuma behandeln und lindern
Mit einem Vorwort von Dr. med. Max-Otto-Bruker. (**0836**-8) Von G. Leibold, 96 S., kart. ●

Heilfasten
Entschlacken · Regenerieren · Abnehmen
(**0713**-2) Von G. Leibold, 96 S., kart. ●

Besser leben durch Fasten
(**0841**-4) Von G. Leibold, 96 S., kart. ●

Die echte Schroth-Kur
(**0797**-3) Von Dr. med. R. Schroth, 88 S., 2 s/w-Fotos, kart. ●

Allergien behandeln und lindern
Mit einem Vorwort von Prof. Dr. med. Axel Stemmann.
(**0840**-6) Von G. Leibold, 96 S., 4 Zeichnungen, kart. ●

Entspannung
(**0834**-) Von Dr. med. Chr. Schenk, 88 S., 29 Zeichnungen, kart. ●

Erfolg und Lebensfreude durch
Autogenes Training und Psychokybernetik
(**1035**-4) Von D. H. Alke, 80 S., 2 s/w-Zeichnungen, mit Audiokassette, kartoniert. ●●●

Autogenes-Training
Anwendung · Heilwirkungen · Methoden
(**0541**-5) Von R. Faller, 112 S., 3 Zeichn., kart. ●

Chinesische Naturheilverfahren
Selbstbehandlung mit bewährten Methoden der physikalischen Therapie. Atemtherapie · Heilgymnastik · Selbstmassage · Vorbeugen · Behandeln · Entspannen.
(**4247**-7) Von F.T. Lie, 160 S., 292 zweifarbige Zeichnungen, Pappband. ●●●

Chinesisches Schattenboxen
Tai-Ji-Quan
für geistige und körperliche Harmonie
(**0850**-3) Von F. T. Lie, 120 S., 221 s/w-Fotos, 9 s/w-Zeichnungen, Beilage: 1 s/w-Poster mit zahlreichen Abbildungen, kart. ●●

Fit mit **Tai Chi**
als sanfte Körpererfahrung
(**2305**-7) Von B. und K. Moegling, 112 S., 121 Farbfotos, 6 Farbzeichnungen, kart. ●●

Yoga
Weg zur Harmonie
(**4417**-8) Von A. Harf, W. von Rohr, 176 S., 171 Farbfotos, 12 s/w-Zeichnungen, Pbd. ●●●●

Bauch, Taille und Hüfte gezielt formen durch
Aktiv-Yoga
(**0709**-4) Von K. Zebroff, 112 S., 102 Farbfotos, kart. ●●

Yoga für Jeden
(**0341**-2) Von K. Zebroff. 156 S., 135 Abb., Spiralbindung. ●●●

Yoga gegen Haltungsschäden und Rückenschmerzen
(**0394**-3) Von A. Raab, 104 S., 215 Abb., kart. ●

Chinesische Punktmassage
Akupressur
(**4419**-4) Von F.T. Lie, 192 S., 332 zweifarbige Abb., Pappband. ●●●

Shiatsu-Massage
Hormonisierung der Energieströme im Körper.
(**0615**-2) Von G. Leibold, 196 S., 180 Abb., kart. ●●●

Diät bei Darmkrankheiten
Durchfall - Divertikulose, Reizdarm und Darmträgheit - einheimische Sprue (Zöllakie) - Disaccharidasemangel - Dünndarmresektion - Dumping Syndrom. Rezeptteil von B. Zöllner. (**3211**-0) Von Prof. Dr. med. G. Strohmeyer, 88 S., 4 Farbtafeln, kart. ●●

Ballaststoffreiche Kost bei Funktionsstörungen des Darms
Rezeptteil von B. Zöllner.
(**3212**-9) Von Prof. Dr. med. H. Kasper, 96 S., 34 Farbfotos, 1 s/w-Foto, kart. ●●

Diät bei Krankheiten des Magens und Zwölffingerdarms
Rezeptteil von B. Zöllner, (**3201**-3) Von Prof. Dr. med. H. Kaess, 96 S., 35 Farbfotos, 1 s/w-Zeichnung, kart. ●●

Diät bei Krankheiten der Gallenblase, Leber und Bauchspeicheldrüse
Rezeptteil von B. Zöllner.
(**3207**-2) Von Prof. Dr. med. H. Kasper, 88 S., 35 Farbfotos, 1 s/w-Zeichnung, kart. ●●

Diät bei Übergewicht
Rezeptteil von B. Zöllner.
(**3209**-9) Von Prof. Dr. med. Ch. Keller, 104 S., 42 Farbfotos, 3 s/w-Zeichnungen, kart. ●●

Diät bei Gicht und Harnsäuresteinen
Rezeptteil von B. Zöllner.
(**3205**-6) Von Prof. Dr. med. N. Zöllner, ca. 100 S., ca. 40 Farbtafeln, kart. ●●

Diät bei Herzkrankheiten und Bluthochdruck
Rezeptteil von B. Zöllner. (**3202**-1) Von Prof. Dr. med. H. Rottka, 92 S., 4 Farbtafeln, kart. ●●

Richtige Ernährung wenn man älter wird
Rezeptteil von B. Zöllner. (**3204**-8) Von Prof. Dr. med. H.-J. Pusch. 96 S., 36 Farbfotos und 3 s/w-Zeichnungen, kart. ●●

Diät bei Erkrankungen der Nieren, Harnwege und bei Dialysebehandlung
Rezeptteil von B. Zöllner. (**3203**-X) Von Prof. Dr. med. Dr. h. c. H. J. Sarre und Prof Dr. med. R. Kluthe, 96 S., 33 Farbfotos, 1 s/w-Zeichnung, kart. ●●

Diät bei Zuckerkrankheit
Rezeptteil von B. Zöllner. (**3206**-4) Von Prof. Dr. med. P. Dieterle, 112 S., 42 Farbfotos, 4 vierfarbige Vignetten, 1 s/w-Zeichnung, kart. ●●

Die aktuelle Colesterin-Tabelle
(**1088**-5) Hersg. von Dr. H. Oberritter, 84 S., 1 zweifarbige Grafiken, kartoniert. ●

Kochen für Diabetiker
Gesund und schmackhaft für die ganze Familie. (**4132**-2) Von M. Toeller, W. Schumacher, A. C. Groote, 224 S., 109 Farbfotos, 94 Zeichnungen, Pappband. ●●●

Neue Rezepte für **Diabetiker-Diät**
Vollwertig - abwechslungsreich - kalorienarm. (**0418**-4) Von M. Oehlrich, 96 S., 8 Farbtafeln, kart. ●

Diät bei Störungen des Fettstoffwechsels und zur Vorbeugung der Arteriosklerose
Rezeptteil von B. Zöllner. (**3208**-0) Von Prof. Dr. med. G. Wolfram. ca. 100 S., ca. 40 Farbfotos, kartoniert. ●●

Garten und Tiere

Garten heute
Der moderne Ratgeber · Über 1000 Farbbilder. (**4283**-3) Von H. Jantra, 384 S., über 1000 Farbabb., Pappband. ●●●●

Blütenpracht in Haus und Garten
Der große praktische Ratgeber mit über 1000 farbigen Abb.
(**4145**-4) Von M. Haberer, u.a. 352 S., 1012 Farbfotos, Pbd. ●●●●

1000 ganz bewährte Garten-Tips
(**4453**-4) Von H. Jantra, 320 S., 288 zweifarbige und 62 s/w-Zeichnungen, Pappband. ●●●

Blütenpracht aus winterharten Blumenzwiebeln
(**0772**-8) Von H. Lass, 112 S., 120 Farbfotos und Zeichungen, kart. ●●

Erfolgstips für den Obstgarten
Gesunde Früchte durch richtige Sortenwahl und Pflege.
(**0827**-9) Von F. Mühl, 184 S., 16 Farbtafeln, 33 Zeichnungen, kart. ●●

Erfolgstips für den Gemüsegarten
Mit naturgemäßem Anbau zu höherem Ertrag. (**0674**-8) Von F. Mühl, 80 S., 30 s/w-Fotos, 4 Zeichnungen, kart. ●

Mischkultur im Nutzgarten
Mit Jahreskalender und Anbauplänen
(**0651**-9) Von H. Oppel, 112 S., 8 Farbtafeln, 23 s/w-Fotos, 29 Zeichnungen, kart. ●

Der richtige Schnitt von Obst- und Ziergehölzen, Rosen und Hecken
(**0619**-5) Von E. Zettl, 88 S., 8 Farbtafeln, 39 Zeichnungen, 21 s/w-Fotos, kart. ●

Gesunde Zierpflanzen im Garten
Krankheiten erkennen und behandeln
Mit neuem Diagnose-System
(**4429**-1) Von Prof. Dr. G. Stelzer, 208 S., 456 Farbfotos, 5 s/w- und 5 Farbzeichnungen, Pappband. ●●●●

Erfolgstips für den Ziergarten
Schmuckpflanzen und Rasen richtig pflegen
(**0930**-5) Von F. Mühl, 156 S., 12 Farbtafeln, 26 s/w-Zeichnungen, kart. ●●

Erfolgreich gärtnern mit
Frühbeet und Folie
(**0828**-7) Von Dr. Gustav Schoser, 88 S., 8 Farbtafeln, 46 s/w-Fotos, kart. ●

Das Bio-Gartenjahr
Arbeitsplan für naturgemäßes Gärtnern
(**4169**-1) Von N. Jorek, 128 S., 8 Farbtafeln, 70 s/w-Abb., kart. ●●

Erfolgreich gärtnern
durch naturgemäßen Anbau
(**4252**-3) Von I. Gabriel, 416 S., 176 Farbfotos, 212 Farbzeichnungen, Pappband. ●●●

Leben im Naturgarten
Der Biogärtner und seine gesunde Umwelt
(**4124**-1) Von N. Jorek, 128 S., 68 s/w-Fotos, kart. ●●

Aktion Garten ohne Gift
Gesunde Umwelt durch natürlichen Pflanzenschutz
Ein Praxis-Handbuch von E. Hoplitschek u. B.M. Tegethoff. (**4425**-9) 176 S., 250 Farbfotos, 36 Farb- und 29 s/w-Zeichn., Pbd. ●●●●

So wird mein Garten zum Biogarten
Alles über die Umstellung auf naturgemäßen Anbau.
(**0706**-X) Von I. Gabriel, 128 S., 73 Farbfotos, 54 Farbzeichnungen, kart. ●●

Neuanlage eines Biogartens
Planung, Bodenvorbereitung, Gestaltung
(**0721**-3) Von I. Gabriel, 128 S., 73 Farbfotos, 39 Zeichnungen, kart. ●●

Gesunde Pflanzen im Biogarten
Biologische Maßnahmen bei Schädlingsbefall und Pflanzenkrankheiten.
(**0707**-8) Von I. Gabriel, 128 S., 126 Farbfotos, kart. ●●

Obst und Beeren im Biogarten
Gesunde und schmackhafte Früchte durch natürlichen Anbau. (**0780**-9) Von I. Gabriel, 128 S., 109 Farbabb., kart. ●●

Gemüse im Biogarten
Gesunde Ernte durch natürlichen Anbau
(**0830**-9) Von I. Gabriel, 128 S., 26 Farbfotos, 86 Farbzeichnungen, kart. ●●

Kräuter und Heilpflanzen im Biogarten
Gesunde Ernte durch natürlichen Anbau
(**0929**-1) Von I. Gabriel, 112 S., 63 Farbfotos, 19 Farbzeichnungen, kart. ●●

Der biologische Zier- und Wohngarten
Planen, Vorbereiten, Bepflanzen und Pflegen
(**0748**-5) Von I. Gabriel, 128 S., 72 Farbfotos, 46 Farbzeichnungen, kart. ●●

Kosmische Einflüsse auf unsere Gartenpflanzen
Sterne beeinflussen Wachstum und Gesundheit der Pflanzen. (**0708**-6) Von I. Gabriel, 112 S., 100 Farbabb., kart. ●●

Natürlich gärtnern unter Glas und Folie
Anbauen und ernten rund ums Jahr.
(**0722**-1) Von I. Gabriel, 128 S., 107 Farbabb., kart. ●●

Speisepilze aus eigener Zucht
Anbau · Pflege · Zubereitung
(**0909**-7) Von U. Groos, 72 S., 8 Farbtafeln, 16 s/w-Zeichnungen, kart. ●

Dekorative **Kübelpflanzen**
Auswahl und Pflege
(**1074**-5) Von H. Jantra, 112 S., ca. 180 Farbfotos, 35 Farbzeichnungen, kartoniert. ●●

Blütenpracht auf Balkon und Terrasse
(**0928**-3) Von M. Haberer, 88 S., 139 Farbfotos, kart. ●●

Gemüse, Kräuter, Obst aus dem Balkongarten
- Erfolgreich ernten auf kleinstem Raum
(**0694**-2) Von S. Stein, 32 S., 34 Farbfotos, 6 Zeichnungen, Spiralbindung, kart. ●

Grabgestaltung
Bepflanzung und Pflege zu jeder Jahreszeit
(**5120**-4) Von N. Uhl, 64 S., 77 Farbfotos, 2 Zeichnungen, Pappband. ●●

Kleingärten
Planen · Anlegen · Pflegen
(**1015**-X) Von H. Jantra, 88 S., 123 Farbfotos, 1 s/w-Foto, 14 Farbzeichnungen, kart. ●●

Reihenhausgärten
Planen · Anlegen · Pflegen
(**1016**-8) Von H. Jantra, 104 S., 134 Farbfotos, 45 Farbzeichnungen, kart. ●●

Steingärten Wirkungsvoll gestalten und sachgerecht pflegen
(**4452**-6) Von A. Throll-Keller, 128 S., 203 Farbfotos, 56 Farbzeichnungen, Pappband. ●●●●

Gartenteiche, Tümpel und Weiher
naturnah anlegen und pflegen
(**1073**-7) Von Dr. F. Liedl, H. Goos, 80 S., ca. 60 Farbfotos, ca. 40 Farbzeichnungen, kartoniert. ●●

Wasser im Garten
Von der Vogeltränke zum Naturteich - Natürliche Lebensräume selbst gestalten.
(**4230**-2) Von H. Hendel, P. Keßeler, 240 S., 315 Farbabb., 11 s/w-Fotos, Pappband. ●●●●●

Mein kleiner Gartenteich
planen – anlegen – pflegen
(**0851**-1) Von I. Polascheck, 144 S., 108 Farbabb., 6 s/w-Zeichnungen, kart. ●●

Häuser in lebendigem Grün
Fassaden und Dächer mit Pflanzen gestalten
(**0846**-5) Von U. Mehl, K. Werk, 88 S., 116 Farbfotos, 4 Farb-und 17 s/w-Zeichn., kart. ●●

Wintergärten
Das Erlebnis, mit der Natur zu wohnen
Planen, Bauen und Gestalten.
(**4256**-6) Von LOG ID, 136 S., 130 Farbfotos, 107 Zeichnungen, Pappband. ●●●●

Rund ums Jahr erfolgreich gärtnern
Gewächshäuser
planen · bauen · einrichten · nutzen
(**4408**-9) Von Dr. G. Schoser, J. Wolff, 232 S., 368 Farbabb., 5 s/w-Fotos, Pappband. ●●●●●

Ziergräser
Über 100 Arten erfolgreich kultivieren
(**0829**-5) Von H. Jantra, 104 S., 73 Farbfotos, 6 Farbzeichnungen, kart. ●●

Das moderne Handbuch **Zimmerpflanzen**
(**4416**-X) Von H. Jantra, 304 S., 766 Farbfotos, 64 Farb-und 19 s/w-Zeichn., Pappband. ●●●●

365 Erfolgstips für schöne Zimmerpflanzen
(**0893**-7) Von H. Jantra, 144 S., 215 Farbfotos, kart. ●●

Prof. Stelzers grüne Sprechstunde
Gesunde Zimmerpflanzen
Krankheiten erkennen und behandeln ·
Mit neuem Diagnosesystem.
(**4274**-4) Von Prof. Dr. G. Stelzer, 192 S., 410 Farbfotos, 10 s/w-Zeichnungen, Pappband. ●●●●

Hydrokultur
Pflanzen ohne Erde - mühelos gepflegt
(**0944**-5) Von H.-A. Rotter, 144 S., 167 Farbfotos, 13 Farbzeichnungen, kart. ●●

Zimmerpflanzen in Hydrokultur
Leitfaden für problemlose Blumenpflege.
(**0660**-8) Von H.-A. Rotter, 32 S., 76 Farbfotos, 8 farbige Zeichn., Pappband. ●

Zimmerbäume, Palmen und andere Blattpflanzen
Standort, Pflege, Vermehrung, Schädlinge
(**5111**-5) Von G. Schoser, 96 S., 98 Farbfotos, 7 Zeichnungen, Pappband. ●●

Bonsai Japanische Miniaturbäume und Miniaturlandschaften. Anzucht, Gestaltung und Pflege.
(**4091**-1) Von B. Lesniewicz, 160 S., 106 Farbfotos, 46 s/w-Fotos, 115 Zeichnungen, gebunden. ●●●●●

Keime, Sprossen, Küchenkräuter
am Fenster ziehen - rund ums Jahr
(**0658**-6) Von F. und H. Jantzen, 32 S., 55 Farbfotos, Pappband. ●

Falken-Handbuch **Orchideen**
Lebensraum, Kultur, Anzucht und Pflege.
(**4231**-0) Von G. Schoser, 144 S., 121 Farbfotos, 28 Farbzeichnungen, Pappband. ●●●

Fibel für Kakteenfreunde
(**0199**-1) Von H. Herold, 102 S., 23 Farbfotos, 37 s/w-Abb., kart. ●

Kakteen und andere Sukkulenten
300 Arten mit über 500 Farbfotos.
(**4116**-0) Von G. Andersohn, 316 S., 520 Farbfotos, 193 Zeichnungen, Pappband. ●●●●

Grzimek Juniors **BUNTE TIERWELT**
(**4295**-7) Von Chr. Grzimek, 208 S., 308 Farbfotos, Pappband. ●●●

Falken-Handbuch **Hunde**
(**4118**-7) Von H. Bielfeld, 176 S., 222 Farb- und 73 s/w-Abb., Pappband. ●●●●

Das neue Hundebuch
Rassen · Aufzucht · Pflege
(**0009**-X) Von W. Busack, überarbeitet von Dr. med. vet. A. H. Hacker und H. Bielfeld, 112 S., 8 Farbt., 27 s/w-Fotos, 6 Zeichn., kart. ●

Hundeausbildung
Verhalten - Gehorsam - Ausbildung
(**0346**-3) Von Prof. Dr. R. Menzel, 88 S., 19 Fotos, kart. ●

Grundausbildung für Gebrauchshunde
Schäferhund, Boxer, Rottweiler, Dobermann, Riesenschnauzer, Airedaleterrier, Hovawart und Bouvier.
(**0801**-5) Von M. Schmidt und W. Koch, 104 S., 8 Farbtafeln, 51 s/w-Fotos, 5 s/w-Zeichnungen, kart. ●

Der Hund in der Familie
(**1014**-1) Von J. Werner, 128 S., 106 Farbfotos, kartoniert. ●●

Der Deutsche Schäferhund
Aufzucht, Pflege und Ausbildung.
(**0073**-1) Von A. Hacker, 104 S., 56 Abb., kart. ●

Alles über junge Hunde
(**0863**-5) Von Dr. med. vet. E.M. Bartenschlager, 64 S., 49 Farbfotos, 6 Zeichnungen, kart. ●

Richtige Hundeernährung
(**0811**-2) Von Dr. med. vet. E.M. Bartenschlager, 80 S., 51 Farbfotos, 4 Farbzeichn., kart. ●

Hundekrankheiten
(**1077**-X) Von Dr. med. vet. R. Spangenberg, 96 S., 44 Farb- und 1 s/w-Foto, 22 Farbzeichnungen, kartoniert. ●●

Falken-Handbuch **Katzen**
(**4158**-6) Von B. Gerber, 176 S., 294 Farb- und 88 s/w-Fotos, Pappband. ●●●●

Das neue Katzenbuch
Rassen · Aufzucht · Pflege.
(**0427**-3) Von B. Eilert-Overbeck, 120 S., 14 Farbfotos, 26 s/w-Fotos, kart. ●

Junge Katzen
(**0862**-7) Von Dr. med. vet. E.M. Bartenschlager, 72 S., 40 Farbf., 4 Farbzeichn., kart. ●

Falken-Handbuch **Pferde**
(**4186**-1) Von H. Werner, 176 S., 196 Farb- und 50 s/w-Fotos, 100 Zeichn., Pappband. ●●●●

Reiten im Bild
(**0415**-X) Von H. Werner, 128 S., 142 Farbfotos, 107 Farbzeichng., kartoniert. ●●

Der Hobby-Imker
(**0978**-X) Von Dr. R.F.A. Moritz, 144 S., 106 zweifarbige Zeichnungen, kart. ●●

Geflügelhaltung als Hobby
(**0749**-3) Von M. Baumeister, H. Meyer, 184 S., 8 Farbtafeln, 47 s/w-Fotos, 15 zweif. Zeichnungen, kart. ●●

Sittiche und kleine Papageien
(**0864**-3) Von Dr. med. vet. E.M. Bartenschlager, 88 S., 84 Farbfotos, 9 Zeichnungen, kart. ●

Alles über **Kanarienvögel**
(**0901**-1) Von H. Schnoor, 64 S., 58 Farbfotos und Zeichnungen, kartoniert. ●

Die Tiersprechstunde
Artgerechte Vogelfütterung im Winter
(**0908**-9) Von Dr. W. Keil, 64 S., 51 Farbfotos und Zeichnungen, kartoniert. ●

Papageien und Sittiche
Arten · Pflege · Sprechunterricht
(**0591**-1) Von H. Bielfeld, 112 S., 8 Farbtafeln, kart. ●

Süßwasser-Aquarium
(**4191**-8) Von H. J. Mayland, 288 S., 564 Farbfotos, 75 Zeichnungen, Pappband. ●●●●

Das Süßwasser-Aquarium
Einrichtung · Pflege · Fische · Pflanzen
(**0153**-3) Von H. J. Mayland, 152 S., 16 Farbtafeln, 43 s/w-Zeichnungen, kart. ●●

Die Tiersprechstunde
Gesunde Fische im Süßwasseraquarium
(**1013**-3) Von H. J. Mayland, 96 S., 73 Farbfotos, 10 Zeichng., kartoniert. ●

Tiere im Wassergarten
(**0808**-2) Von Dr. med. vet. E.M. Bartenschlager, 96 S., 84 Farbf., 7 Zeichn., kart. ●

Die Tiersprechstunde
Alles über Zwerg- und Goldhamster
(**1012**-5) Von M. Mettler, 96 S., 96 Farbfotos, kartoniert. ●

Alles über Meerschweinchen
(**0809**-0) Von Dr. med. vet. E.M. Bartenschlager, 72 S., 43 Farbf., 11 Farbzeichn., kart. ●

Alle über Igel in Natur und Haus
(**0810**-4) Von Dr. med. vet. E.M. Bartenschlager, 68 S., 51 Farbfotos, kart. ●

Falken-Handbuch **Umweltschutz**
Das Öko-Testbuch zur Eigeninitiative.
(**4160**-8) Von M. Häfner, 352 S., 411 Farbf., 152 Farbzeichnungen, Pappband. ●●●●

Rat und Wissen

Traumreisen
Unterwegs auf den schönsten Straßen der Welt
(**4468**-2) Von T. Pehle, 192 S., 312 Farbfotos, 12 Übersichtskarten, Pappband. ●●●●

Vom Morgenland ins Reich der Abendgöttin
Lebensbilder aus dem Nahen und Fernen Osten
(**4449**-6) Von J. Schneider, H. Schoen, 160 S., 266 Farbfotos, 1 farbige Karte, Pappband. ●●●●

Keinen Mann um jeden Preis
Das neue Selbstverständnis der Frau in der Partnerbeziehung
(**4440**-2) Von Shere Hite, Kate Colleran, 208 S., Pappband. ●●●

Haushaltstips praktisch und umweltfreundlich
(**1046**-X) Von K. Winkell, 96 S., 36 Zeichnungen, kartoniert. ●

Umgangsformen heute
Die Empfehlungen des Fachausschusses für Umgangsformen (**4015**-6) 252 S., 108 s/w-Fotos, 17 Zeichnungen, Pappband. ●●●

Benehmen bei Tisch
(**0988**-7) Von I. Cording, 80 S., 90 Farbfotos, 5 s/w-Zeichnungen, kart. ●●

Der gute Ton
in Gesellschaft und Beruf
(**0063**-4) Von I. Wolter, 80 S., 42 s/w-Fotos, 7 Zeichnungen, kartoniert. ●

Familienforschung · Ahnentafel · Wappenkunde
Wege zur eigenen Familienchronik
(**0744**-2) Von P. Bahn, 128 S., 8 Farbtafeln, 30 Abbildungen, kart. ●●

Wie soll es heißen?
(**0211**-4) Von D. Köhr, 136 S., kart. ●

Die Silberhochzeit
Vorbereitung · Einladung · Geschenkvorschläge · Dekoration · Festablauf · Menüs · Reden · Glückwünsche. (**0542**-3) Von K.F. Merkle, 112 S., 41 Zeichnungen, kart. ●

Wir feiern Hochzeit
Phantasievolle und moderne Festgestaltung
(**0943**-7) Von H.J. Winkler, 112 S., kart. ●

Wir heiraten
Ratgeber zur Vorbereitung und Festgestaltung der Verlobung und Hochzeit. (**4188**-8) Von C. Poensgen, 216 S., 8 s/w-Fotos, 30 s/w-Zeichn., 8 Farbt., Pappband. ●●●

Von der Verlobung zur Goldenen Hochzeit
(**0393**-5) Von E. Ruge, 112 S., kart. ●

Hochzeits- und Bierzeitungen
Muster, Tips und Anregungen. (**0288**-2) Von H.-J. Winkler, mit vielen Text- und Gestaltungsanregungen, 116 S., 15 Abb., 1 Musterzeitung, kart. ●

Moderne Korrespondenz
Handbuch für erfolgreiche Briefe
(**4014**-8) Von H. Kirst und W. Manekeller, 544 S., Pappband. ●●●●

Der richtige Brief
zu jedem Anlaß
Das moderne Handbuch mit 400 Musterbriefen
(**4179**-9) Von H. Kirst, 376 S., Pappband. ●●●

Musterbriefe
für alle Gelegenheiten. (**0231**-9) Hrsg. von O. Fuhrmann, 240 S., kart. ●●

Privatbriefe
Muster für alle Gelegenheiten. (**0114**-2) Von I. Wolter-Rosendorf, 112 S., kart. ●

Der neue Briefsteller
Musterbriefe für alle Gelegenheiten.
(**0060**-X) Von I. Wolter-Rosendorf, 96 S., kart. ●

Erfolgstips für den Schriftverkehr
Briefgestaltung · Rechtschreibung · Zeichensetzung · Stil. (**0678**-0) Von U. Schoenwald, 112 S., kart. ●

Geschäftliche Briefe
des Privatmanns, Handwerkers, Kaufmanns
(**0041**-3) Von A. Römer, 124 S., kart. ●

Behördenkorrespondenz
Musterbriefe · Anträge · Einsprüche
(**0412**-5) Von E. Ruge, 112 S., kart. ●

FALKEN-Software
TEXAD
Das komfortable Korrespondenzprogramm für den privaten und geschäftlichen Bereich (**7017**-9) 2 Disketten für IBM-PC + Kompatible, 5 1/4'', mit Begleitheft, Einführungspreis: **DM 198,–***, S 1980,–*, SFr 193,30 bis 11.10.1990, danach **DM 258,–***, S 2580,–*, SFr 251,70.
(**7048**-9) Diskette 3 1/2'', mit Handbuch. ●●●●●*
(**7049**-7) Demo-Version 5 1/4'', o. Handbuch. ●●*
(**7050**-0) Demo-Version 3 1/2'', o. Handbuch. ●●*

Worte und Briefe der Anteilnahme
(**0464**-8) Von E. Ruge, 96 S., mit vielen Abb., kart. ●

Briefe zu Geburt und Taufe
Glückwünsche und Danksagungen. (**0802**-3) Von H. Beitz, 96 S., 12 Zeichnungen, kart. ●

Briefe zum Geburtstag
Glückwünsche und Danksagungen. (**0822**-8) Von H. Beitz, 104 S., 22 Zeichnungen, kart. ●

Briefe der Liebe
Anregungen für gefühlvolle und zärtliche Worte. (**0903**-8) Hrsg. von H. Beitz, 96 S., 4 Zeichnungen, kart. ●

Briefe zur Hochzeit
Glückwünsche und Danksagungen
(**0852**-X) Von R. Röngen, 96 S., 1 Zeichnung, 39 Vignetten, kart. ●

Reden und Ansprachen
für jeden Anlaß. (**4009**-1) Hrsg. von F. Sicker, 454 S., gebunden. ●●●●

Die Kunst der freien Rede
Ein Intensivkurs mit vielen Übungen, Beispielen und Lösungen.
(**4189**-6) Von G. Hirsch, 232 S., 11 Zeichnungen, Pappband. ●●●

Die überzeugende Rede
Mehr Erfolg durch bessere Rhetorik
(**0076**-6) Von K. Wolter, G. Kunz, 96 S., kart. ●

Festreden und Vereinsreden
Muster für alle Gelegenheiten
(**0069**-3) Von K. Lehnhoff, E. Ruge, 96 S., kart. ●

Trinksprüche, Gästebuchverse, Richtsprüche
(**0224**-6) Von D. Kellermann, 96 S., kart. ●

Trinksprüche
Fest- und Damenreden in Reimen
(**0791**-4) Von L. Metzner, 96 S., 14 s/w-Zeichnungen, kart. ●

Glückwünsche, Toasts und Festreden zur Hochzeit
(**0264**-5) Von I. Wolter, 112 S., 18 Zeichnungen, kart. ●

Reden zur Taufe, Kommunion und Konfirmation
(**0751**-5) Von G. Georg, 96 S., kart. ●

Reden zur Hochzeit
Musteransprachen für Hochzeitstage
(**0654**-3) Von G. Georg, 112 S., kart. ●

Reden zu Familienfesten
Musteransprachen für viele Gelegenheiten (**0675**-6) Von G. Georg, 112 S., kart. ●

Reden zum Geburtstag
Musteransprachen für familiäre und offizielle Anlässe. (**0773**-6) Von G. Georg, 96 S., kart. ●

Reden im Verein
Musteransprachen für viele Gelegenheiten (**0703**-5) Von G. Georg, 112 S., kart. ●

Reden zum Jubiläum
Musteransprachen für viele Gelegenheiten (**0595**-4) Von G. Georg, 112 S., kart. ●

Reden und Sprüche zu Grundsteinlegung, Richtfest und Einzug
(**0598**-0) Von A. Bruder, G. Georg, 96 S., kart. ●

Reden zum Ruhestand
Musteransprachen zum Abschluß des Berufslebens (**0790**-6) Von G. Georg, 104 S., kart. ●

Neue Glückwunschfibel
für groß und klein. (**0156**-8) Von R. Christian-Hildebrandt, 96 S., 13 Vignetten, kart. ●

Großes Buch der Glückwünsche
(**0255**-6) Hrsg. von O. Fuhrmann, 176 S., 77 Zeichnungen und viele Gestaltungsvorschläge, kart. ●●

Herzliche Glückwünsche!
Die schönsten Gedichte und Texte für viele Gelegenheiten. (**0942**-9) Hrsg. Von B.H. Bull, 256 S., 50 Zeichnungen, Pappband. ●●

Der Verseschmied
Kleiner Leitfaden für Hobbydichter. Mit Reimlexikon. (**0597**-0) Von T. Parisius, 96 S., 28 Zeichnungen, kart. ●

Verse fürs Poesiealbum
(**0241**-6) Von I. Wolter, 96 S., 20 Abb., kart. ●

Rosen, Tulpen, Nelken…
Beliebte Verse fürs Poesiealbum
(**0431**-1) Von W. Pröve, 96 S., 11 Faksimile-Abb., kart. ●

Kindergedichte zur grünen, silbernen und goldenen Hochzeit
(**0318**-8) Von H.-J. Winkler, 104 S., 20 Abb., kart. ●

Glückwunschverse für Kinder
(**0277**-7) Von B. Ulrici, 80 S., kart. ●

Kindergedichte für Familienfeste
(**0860**-0) Von B.H. Bull, 96 S., 20 Zeichnungen, kart. ●

Kindergedichte rund ums Jahr
(**1040**-0) Von A. Schweiggert, 80 S., 49 Zeichnungen, 6 Vignetten, kartoniert. ●

Ins Gästebuch geschrieben
(**0576**-8) Von K.H. Trabeck, 96 S., 24 Zeichnungen, kart. ●

Die schönsten Wander- und Fahrtenlieder
(**0462**-1) Hrsg. Von F.R. Miller, empfohlen vom Deutschen Sängerbund, 80 S., mit Noten und Zeichnungen, kart. ●

Die schönsten Volkslieder
(**0432**-X) Hrsg. Von D. Walther, 128 S., mit Noten und Zeichnungen, kart. ●

Erziehungsgeld, Mutterschutz, Erziehungsurlaub
Das neue Recht für Eltern
(**0835**-X) Von J. Grönert, 144 S., kart. ●

Liebe ja – Ehe nein
Die nichteheliche Lebensgemeinschaft (**1071**-0) Von T. Drewes, 104 S., 8 s/w-Zeichnungen, kartoniert. ●

Scheidung und Unterhalt
nach dem neuen Eherecht. (**0403**-6) Von T. Drewes, 112 S., mit Kosten und Unterhaltstabellen, kart. ●

Was heißt hier minderjährig?
(**0765**-5) Von R. Rathgeber, C. Rummel, 148 S., 50 Fotos, 25 Zeichnungen, kart. ●●

Testament und Erbschaft
Erbfolge, Rechte und Pflichten der Erben, Erbschafts-und Schenkungssteuer, Mustertestamente. (**4139**-X) Von T. Drewes, R. Hollender, 304 S., Pappband. ●●●

Erbrecht und Testament
Mit Erläuterungen des Erbschaftssteuergesetzes von 1974. (**0046**-4) Von Dr. jur. H. Wandrey, 124 S., kart. ●

Der letzte Wille
Ratgeber für Erblasser, Erben und Hinterbliebene in Rechts-, Versorgungs- und Steuerfragen
(**0939**-9) Von T. Drewes, 136 S., 9 s/w-Zeichnungen, kart. ●●

Mietrecht
Leitfaden für Mieter und Vermieter
(**0479**-6) Von J. Beuthner, 196 S., kart. ●●

Präzise Ratschläge für **Ihre optimale Rente**
Vorbereitung · Berechnungsgrundlagen · Gesetzesänderungen · Individuelle Rechenbeispiele. (**0806**-6) Von K. Möcks, 96 S., 24 Formulare, 1 Graphik, kart. ●

Das große farbige Kinderlexikon
(**4195**-0) Von U. Kopp, 320 S., 493 Farbabb. 17 s/w-Fotos, Pappband. ●●●

Gitarre spielen
Ein Grundkurs für den Selbstunterricht (**0534**-2) Von A. Roßmann, 96 S., 1 Schallfolie, 150 Zeichnungen, kart. ●●●

So lernt man leicht und schnell
Maschinenschreiben
Lehrbuch für Schulen, Lehrgänge und Selbstunterricht. (**0568**-7) Von M. Kempkes, 112 S., 48 Zeichnungen, kart. ●●

FALKEN-Software
Maschinenschreiben
In 10 Tagen spielend gelernt. Von Unterichtsmedien Hoppius. (**7008**-X) Diskette für den C 64 und C 128 PC ●●●●*

FALKEN-Software
Maschinenschreiben und Tastaturtraining für Computer
(**7009**-8) Von B. Hoppius, Diskette 5 1/4'' u. 3 1/2'' für IBM PC + Kompatible, mit Begleitheft. ●●●●●*

Maschinenschreiben im Selbstunterricht
(**0170**-3) Von A. Fonfara, 88 S., kart. ●

Buchführung leicht gemacht
Ein methodischer Grundkurs für den Selbstunterricht. (**4238**-8) Von D. Machenheimer, R. Kersten, 252 S., Pappband. ●●●

Buchführung leicht gefaßt
Für Handwerker, Gewerbetreibende und freiberuflich Tätige. (**0127**-4) Von R. Pohl. 104 S., kart. ●

Stenografie leicht gelernt
im Kursus oder Selbstunterricht
(**0266**-1) Von H. Kaus, 64 S., kart. ●

Erfolgreiche Bewerbung um einen Ausbildungsplatz
(**0715**-9) Von H. Friedrich, 128 S., kart. ●

Bewerbungsstrategien
Erfolgreiche Konzepte für Karrierebewußte (**1027**-3) Von Dr. W. Reichel, 128 S., kartoniert. ●●

Die Bewerbung
Der moderne Ratgeber für Bewerbungsbriefe, Lebenslauf und Vorstellungsgespräche. (**4138**-1) Von W. Manekeller, 264 S., Pappband. ●●

Lebenslauf und Bewerbung
Beispiele für Inhalt, Form und Aufbau (**0428**-1) Von H. Friedrich, 112 S., kart. ●

Die erfolgreiche Bewerbung
Bewerbung und Vorstellung. (**0173**-8) Von W. Manekeller, U. Schoenwald, 144 S., kart. ●●

Erfolgreiche Bewerbungsbriefe und Bewerbungsformen
(**0138**-X) Von W. Manekeller, U. Schoenwald, 88 S., kart. ●

Die Handschrift als Spiegel des Charakters
Graphologie
(**1025**-7) Von Dr. W. Busch, 104 S., 87 Schriftproben, kartoniert. ●

Vorstellungsgespräche
sicher und erfolgreich führen. (**0636**-5) Von H. Friedrich, 144 S., kart. ●

Keine Angst vor Einstellungstests
Ein Ratgeber für Bewerber. (**0793**-6) Von Ch. Titze. 120 S., 67 Zeichnungen, kart. ●

FALKEN-Software
Einstellungstests
(**7013**-6) Von B. Hoppius, Wendediskette für C 64/C 128 PC, mit Begleitheft, ●●●●*

Die ersten Tage am neuen Arbeitsplatz
Ratschläge für den richtigen Umgang mit Kollegen und Vorgesetzten
(**0855**-4) Von H. Friedrich, 104 S., kart. ●

Zeugnisse im Beruf
richtig schreiben, richtig verstehen
(**0544**-X) Von H. Friedrich, 112 S., kart. ●

So werde ich erfolgreich
Ratschläge und Tips für Beruf und Privatleben. (**0918**-6) Von H. Hans, 104 S., kart. ●●

Wege zum Börsenerfolg
Aktien · Anleihen · Optionen
(**4275**-2) Von H. Krause, 252 S., 4 s/w-Fotos, 86 Zeichnungen, Pappband. ●●●

FALKEN-Software
Börsenfieber
Spielend spekulieren mit Geld und Aktien (**7016**-0) IBM PC und Kompatible, Diskette 5 1/4'', mit Begleitheft, ●●●●●*

Konvertierungen:
(**7026**-8) für C 64/C 128 PC, mit Begleitheft
(**7027**-6) für Atari ST 520/1040, mit Begleitheft
(**7028**-4) für Amiga, mit Begleitheft
(**7044**-6) für IBM PC + Kompatible, Diskette 3 1/2'', mit Begleitheft

Schülerlexikon der Mathematik
Formeln, Übungen und Begriffserklärungen für die Klassen 5–10. (**0430**-3) Von R. Müller, 176 S., 96 Zeichnungen, kart. ●

Mathematik verständlich
Zahlenbereiche Mengenlehre, Algebra, Geometrie, Wahrscheinlichkeitsrechnung, Kaufmännisches Rechnen. (**4135**-7) Von R. Müller, 652 S., 10 s/w- und 109 Farbfotos, 802 Farbabb. und 79 s/w-Zeichnungen, über 2500 Beispiele und Übungen mit Lösungen, Pappband. ●●●●●

Mehr Erfolg in der Schule **Mathematik 1**
Arithmetik und Algebra
Übungen, Beispiele und Lösungen für die Klasse 5 bis 10
(**4420**-8) Von R. Müller-Fonfara, 256 S., 193 Zeichn., 2 s/w-Fotos, Pappband. ●●●

Mathematik 2
Geometrie, Statistik, Wahrscheinlichkeitsrechnung und kaufmännisches Rechen (**4456**-9) Von R. Müller-Fonfara, W. Scholl, 256 S., 6 s/w-Fotos, 304 Zeichnungen, Pappband. ●●●

Mathematische Formeln für Schule und Beruf
Mit Beispielen und Erklärungen. (**0499**-0) Von R. Müller-Fonfara, 156 S., 210 Zeichnungen, kart. ●

Rechnen aufgefrischt für Schule und Beruf. (**0100**-2) Von H. Rausch, 144 S., kart. ●

FALKEN-Software
Wirtschaftsrechnen in Beruf und Alltag
(**7037**-3) Diskette für IBM-PC und Kompatible, mit Begleitheft. ●●●●●*

Physik verständlich
Förderkurs für die Klassen 7 bis 10
(**0926**-7) Von Dr. Th. Neubert, 136 S., 146 s/w-Zeichnungen, 166 Aufgaben, kart. ●●

Richtige Groß- und Kleinschreibung
durch neue, vereinfachte Regeln. Erläuterungen der Zweifelsfragen anhand vieler Beispiele. (**0897**-X) Von Prof. Dr. Ch. Stetter, 96 S., kart. ●

Gutes Deutsch schreiben und sprechen
(**4432**-1) Von W. Manekeller, Dr. G. Reinert-Schneider, 416 S., durchgehend zweifarbig, Pappband. ●●●●

Deutsche Grammatik
Ein Lern- und Übungsbuch. (**0704**-3) Von K. Schreiner, 112 S., kart. ●

Mehr Erfolg in der Schule
Deutsche Rechtschreibung und Grammatik
Übungen und Beispiele für die Klassen 5–10. (**4407**-0) Von K. Schreiner, 256 S., durchgehend zweifarbig, Pappband. ●●●

Richtiges Deutsch
Rechtschreibung · Zeichensetzung · Grammatik · Stilkunde. (**0551**-2) Von K. Schreiner, 128 S., 7 Zeichnungen, kart. ●

Mehr Erfolg in der Schule
Der Deutschaufsatz
Übungen und Beispiele für die Klassen 5–10. (**4271**-X) Von K. Schreiner, 240 S., 4 s/w-Fotos, 51 Zeichnungen, Pappband. ●●●

Aufsätze besser schreiben
Förderkurs für die Klassen 4–10. (**0429**-X) Von K. Schreiner, 144 S., 4 s/w-Fotos, 27 Zeichnungen, kart. ●●

Mehr Erfolg in Schule und Beruf
Besseres Deutsch
Mit Übungen und Beispielen für Rechtschreibung, Diktate, Zeichensetzung, Aufsätze, Grammatik, Literaturbetrachtung, Stil, Briefe, Fremdwörter, Reden. (**4115**-2) Von K. Schreiner, 444 S., 7 s/w-Fotos, 27 Zeichnungen, Pappband. ●●●

Richtige Zeichensetzung
durch neue, vereinfachte Regeln. Erläuterungen der Zweifelsfragen anhand vieler Beispiele. (**0744**-4) Von Prof. Dr. Ch. Stetter, 160 S., kart. ●

Diktate besser schreiben
Übungen zur Rechtschreibung für die Klasse 4–8. (**0469**-9) Von K. Schreiner, 152 S., 31 Zeichnungen, kart. ●

Besseres Englisch
Grammatik und Übungen für die Klassen 5 bis 10. (**0745**-0) Von E. Henrichs, 144 S., kart. ●●

Mehr Erfolg in der Schule
Englische Grammatik
Regeln und Übungen für die Klassen 5 bis 13 (**4431**-3) Von E. Heinrichs-Kleinen, 256 S., durchgehend zweifarbig, Pappband. ●●●

FALKEN-Software
The Grammar-Master
Englische Grammatik üben und beherrschen (**7002**-0) Diskette für den C 64/C 128 PC ●●●●*

Konvertierungen:
(**7030**-6) Diskette für IBM PC + Kompatible, mit Begleitheft. ●●●●●*
(**7031**-4) Diskette für Atari ST 520/1040, mit Begleitheft. ●●●●●*
(**7032**-2) Diskette für Amiga, mit Begleitheft. ●●●●●*

FALKEN-Software
Take a Trip to Britain
(**7004**-7) Von reLine, Diskette für C 64/C 128 PC, mit Begleitheft. ●●●●*

Konvertierungen:
(**7039**-X) Diskette 5 1/4'' für IBM PC + Kompatible, mit Begleitheft. ●●●●●*

FALKEN-Software
Vokabeltrainer Englisch
Von B. Hoppius. (**7001**-2) 2 Disketten für C 64/C 128 PC, mit Begleitheft. ●●●●●*
(**7007**-1) Wendediskette für Atari ST 520/1040, mit Begleitheft. ●●●●●*

FALKEN-Software
Vokabel Trainer Französisch
Über 2000 Vokabeln und Redewendungen (**7018**-7) Systemdiskette u. Wendediskette für C 64/C 128 PC, mit Begleitheft, (**7019**-5) Diskette für IBM-PC und Komp., mit Begleitheft. ●●●●●

FALKEN-Software
Bon voyage
Spielend Französisch lernen mit dem Computer
(**7036**-5) Diskette für IBM PC + Kompatible, mit Begleitheft. ●●●●●*

Konvertierungen:
(**7042**-X) Diskette für Atari ST 520/1040, mit Begleitheft. ●●●●●*
(**7043**-8) Diskette für Amiga, mit Begleitheft. ●●●●●*

FALKEN-Software
Vokabel Trainer Latein
(**7022**-5) Von B. Hoppius, Wendediskette für C 64/C 128 PC, mit Begleitheft. ●●●●●

Konvertierungen:
(**7033**-0) Diskette für IBM PC + Kompatible, mit Begleitheft. ●●●●●*

Schnell und sicher zum Führerschein
Tips und Tricks aus 30jähriger-Fahrschul-Praxis. (**0921**-6) Von O. Einert, 152 S., 156 Farbfotos, 161 z.T. farb. Zeichnungen, kart. ●●

FALKEN-Software
Schnell und sicher zum Führerschein
Intensivtraining mit dem amtlichen Fragenkatalog
(**7011**-X) Diskette für C 64/C 128 PC, mit Begleitheft und Fragenkatalog. ●●●●●*

Konvertierungen:
(**7024**-1) Diskette für Atari ST 520/1040, mit Begleitheft. ●●●●●*
(**7029**-2) Diskette für Amiga, mit Begleitheft. ●●●●●*

Die neue Lebenshilfe **Biorhythmik**
Höhen und Tiefen der persönlichen Lebenskurven vorausberechnen und danach handeln. (**0458**-3) Von W. A. Appel, 157 S., 63 Zeichnungen, Pappband. ●●

Wie Sie im Schlaf das Leben meistern
Schöpferisch träumen
Der Klartraum als Lebenshilfe
(**4258**-2) Von Prof. D. P. Tholey, K. Utecht. 280 S., 1 s/w-Foto, 20 Zeichn., Pbd. ●●●

Falken-Handbuch **Astrologie**
Charakterkunde · Schicksal · Liebe und Beruf Berechnung und Deutung von Horoskopen · Aszendenttabelle. (**4068**-7) Von B.A. Mertz, 342 S., mit 60 erläuternden Grafiken, Pappband. ●●●

Wahrsagen mit Tarot-Karten
(**0482**-6) Von E.J. Nigg, 112 S., 4 Farbtafeln, 52 s/w-Abb., Pappband. ●

Selbst wahrsagen mit Karten
Die Zukunft in Liebe, Beruf und Finanzen (**0404**-4) Von R. Koch, 80 S., 252 Abb., Pappband. ●

Die 12 Tierzeichen
Chinesisches Horoskop
(**0423**-0) Von G. Haddenbach, 128 S., Pappb. ●

Die 12 Sternzeichen
Charakter, Liebe und Schicksal. (**0385**-4) Von G. Haddenbach, 136 S., kart. ●●

Partnerschaftshoroskop
Glück und Harmonie mit Ihrem Traumpartner. (**0587**-3) Von G. Haddenbach, 112 S., 11 Zeichnungen, kart. ●

Sternstunden
für Liebe, Glück und Geld, Berufserfolg und Gesundheit. Das ganz persönliche Mitbringsel für **Widder** (**0621**-7), **Stier** (**0622**-5), **Zwillinge** (**0623**-3), **Krebs** (**0624**-1), **Löwe** (**0625**-7), **Jungfrau** (**0626**-8), **Waage** (**0627**-6), **Skorpion** (**0628**-4), **Schütze** (**0629**-2), **Steinbock** (**0630**-6), **Wassermann** (**0631**-4), **Fische** (**0632**-2) Von L. Cancer, 62 S., durchgehend farbig, Zeichnungen, Pappband. ●

Im Zeichen der Sterne
(**0951**-8) Der feurige Widder
(**0952**-6) Der willensstarke Stier
(**0953**-4) Die vielseitigen Zwillinge
(**0954**-2) Der feinfühlige Krebs
(**0955**-0) Der königliche Löwe
(**0956**-9) Die zuverlässige Jungfrau
(**0957**-7) Die charmante Waage
(**0958**-5) Der leidenschaftliche Skorpion
(**0959**-3) Der temperamentvolle Schütze
(**0960**-7) Der treue Steinbock
(**0961**-5) Der selbstbewußte Wassermann
(**0962**-3) Die romantischen Fische
Von G. Haddenbach, 64 S., 35 Farbfotos, Pappband. ●

Humor und Unterhaltung

Heitere Vorträge
(**0528**-8) Von E. Müller, 128 S., 14 Zeichnungen, kart. ●

So feiert man Feste fröhlicher
Heitere Vorträge und Gedichte
(**0098**-7) Von Dr. Allos, 96 S., 15 Abb., kart. ●

Heitere Vorträge und witzige Reden
Lachen, Witz und gute Laune
(**0149**-5) Von E. Müller, 104 S., 44 Abb., kart. ●

Lustige Vorträge für fröhliche Feiern
(**0284**-X) Von K. Lehnhoff, 96 S., kart. ●

Da lacht das Publikum
Neue lustige Vorträge für viele Gelegenheiten. (**0716**-7) Von H. Schmalenbach, 96 S., kart. ●

Humor und Stimmung
Ein heiteres Vortragsbuch
(**0460**-5) Von G. Wagner, 112 S., kart. ●

Gereimte Vorträge
für Bühne und Bütt. (**0567**-9) Von G. Wagner, 96 S., kart. ●

Narren in der Bütt
Leckerbissen aus dem rheinischen Karneval (**0216**-5) Zusammengestellt von T. Lücker, 112 S., kart. ●

Damen in der Bütt
Scherze, Büttenreden, Sketche
(**0354**-4) Von T. Müller, 136 S., kart. ●

Rings um den Karneval
Karnevalsscherze und Büttenreden
(**0130**-4) Von Dr. Allos, 144 S., 2 Zeichnungen, kart. ●●

Wir feiern Karneval
Festgestaltung und Reden für die närrische Zeit. (**0904**-6) Von M. Zweigler, 120 S., 7 Zeichnungen, kart. ●

Helau und Alaaf 1 Närrisches aus der Bütt (**0304**-8) Von E. Müller, 112 S., 4 Zeichnungen, kart. ●

Helau und Alaaf 2
Neue Büttenreden für Sie und Ihn
(**0477**-X) Von E. Luft, 96 S., kart. ●

Helau und Alaaf 3
Neue Reden für die Bütt. (**0832**-5) Von H. Fauser, 112 S., 13 Zeichnungen, kart. ●

Helau und Alaaf 4
Neue Büttenreden für Sie und Ihn (**0983**-6) Hrsg. H. Fauser, 96 S., 15 s/w-Zeichn., zahlreiche Vignetten, kart. ●

Locker vom Hocker
Witzige Sketche zum Nachspielen (**4262**-0) Von W. Giller, 144 S., 41 Zeichnungen, Pappband. ●●

Sketche und Blackouts zum Nachspielen
(**0941**-0) Von E. Cohrs, 112 S., 12 Zeichnungen, kart. ●

Sketche und spielbare Witze
für bunte Abende und andere Feste. (**0445**-1) Von H. Friedrich, 112 S., 7 Zeichnungen, kart. ●

Sketche
Kurzspiele zu amüsanter Unterhaltung. (**0247**-5) Von M. Gering, 96 S., 4 s/w-Zeichnungen, kart., ●

Vorhang auf!
Neue Sketche für jung und alt. (**0898**-8) Von H. Pillau, 96 S., 22 Zeichnungen, kart. ●

Witzige Sketche zum Nachspielen
(**0511**-3) Von D. Hallervorden, 112 S., kart. ●●

Tolle Sketche
mit zündenden Pointen – zum Nachspielen. (**0656**-X) Von E. Cohrs, 112 S., kart. ●

Vergnügliche Sketche
(**0476**-1) Von H. Pillau, 96 S., 7 Zeichn., kart. ●

Lustige Sketche
Kurze Theaterstücke für Jungen und Mädchen (**0669**-1) Von U. Lietz, U. Lange, 96 S., kart. ●

Spielbare Witze für Kinder
(**0824**-4) Von H. Schmalenbach, 112 S., 30 Zeichnungen, kart. ●

Witze
Lachen am laufenden Band (**4241**-8) Von J. Burkert, D. Kroppach; 400 S., 41 Zeichnungen, Pappband. ●●

Die besten Kalauer
(**0705**-1) Von K. Frank, 112 S., 12 Zeichnungen, kart. ●

Die besten Beamtenwitze
(**0574**-1) Von W. Pröve, 80 S., 39 Zeichnungen, kart. ●

O frivol ist mir am Abend
Pikante Witze von Fred Metzler. (**0388**-9) Von F. Metzler, 128 S., mit Karikaturen, kart. ●

Fips Asmussens Witze
am laufenden Band (**0461**-3) 96 S., kart. ●

Spaßvögel
Über sexhundert komische Nummern (**0888**-0) Von E. Zeller, mit Limericks Von W. Müller, 220 S., 200 Vignetten, kart. ●

Heller Wahnwitz
(**0887**-2) Von D. Kroppach, 220 S., 200 Vignetten, kart. ●

Die Kleidermotte ernährt sich von nichts, sie frißt nur Löcher
Stilblüten, Sprüche und Widersprüche aus Schule, Zeitung, Rundfunk und Fernsehen. (**0738**-8) Von P. Haas, D. Kroppach, 112 S., zahlreiche Abb. kart. ●

Witzig, witzig
(**0507**-5) Von E. Müller, 128 S., 16 Zeichnungen, kart. ●

Die besten Kinderwitze
(**0757**-4) Von K. Rank, 112 S., 28 Zeichnungen, kart. ●

Ich lach mich kaputt!
Die besten Kinderwitze
(**0545**-8) Von E. Hannemann, 96 S., 10 Zeichnungen, kart. ●

Lach mit!
Witze für Kinder, gesammelt von Kindern. (**0468**-0) Von W. Pröve, 96 S., 17 Zeichnungen, kart. ●

Die besten Kurzgeschichten von Mark Twain
(**4458**-5) Ausgewählt von D. Zimmer, 128 S., Pappband. ●

Kritik des Herzens
Heiter-besinnliche Verse von Wilhelm Busch
(**4459**-3) Herausgegeben von D. Zimmer, 96 S., Pappband. ●

Die schönsten Galgenlieder von Christian Morgenstern
(**4460**-7) Ausgewählt von D. Zimmer, 128 S., Pappband. ●

Scherz und Satire von Roda Roda
(**4462**-3) Ausgewählt von D. Zimmer, 112 S., Pappband. ●

Beliebte Autoren des 19. Jahrhunderts
Englischer Humor
(**4463**-1) Ausgewählt von D. Zimmer, 112 S., Pappband. ●

Spiele und Denksport

Neues Buch der siebzehn und vier Kartenspiele
(**0095**-2) Von K. Lichtwitz, 96 S., kart. ●

Alles über Pokern
Regeln und Tricks. (**2024**-4) Von C.D. Grupp, 112 S., 29 Kartenbilder, kart. ●

Rommé und Canasta
in allen Variationen. (**2025**-2) Von C.D. Grupp, 88 S., 24 Zeichnungen, kart. ●

Doppelkopf, Schafkopf, Binokel, Cego, Tarock und andere Stammtischspiele. (**2015**-5) Von C.D. Grupp, 112 S., kart. ●

Black Jack
Regeln und Strategien des Kasinospiels. (**2032**-3) Von K. Kelbratowski, 88 S., kart. ●

Spielend Skat lernen
unter freundlicher Mitarbeit des Deutschen Skatverbandes. (**2005**-8) Von Th. Krüger, 120 S., 181 s/w-Fotos, 22 Zeichn., kart. ●

Falken-Handbuch **Patiencen**
Die 111 interessantesten Auslagen (**4151**-9) Von U.v.Lyncker, 216 S., 108 Abbildungen, Pappband. ●●●

Patiencen
in Wort und Bild. (**2003**-1) Von I. Wolter-Rosendorf, 120 S., kart. ●

Neue Patiencen
(**2036**-8) Von H. Sosna, 160 S., 43 Farbtafeln, kart. ●●

Falken-Handbuch **Bridge**
Von den Grundregeln zum Turnierspiel (**4092**-X) Von W. Voigt und K. Ritz, 280 S., 792 Zeichnungen, gebunden. ●●●●

Spielend Bridge lernen
(**2012**-0) Von J. Weiss, 96 S., 58 Zeichnungen, kart. ●

Präzisions-Treff im Bridge
(**2037**-6) Von E. Jannersten, 152 S., kart. ●●

Spieltechnik im Bridge
(**2004**-X) Von V. Mollo und N. Gardener, deutsche Adaption Von D. Schröder, 152 S., kart. ●●●

Besser Bridge spielen
Reiztechnik, Spielverlauf und Gegenspiel. (**2026**-0) Von J. Weiss, 144 S., 60 Diagramme, kart. ●●

Kartentricks
(**2010**-4) Von T.A. Rosee, 80 S., 13 Zeichnungen, kart. ●

Neue Kartentricks
(**2027**-9) Von K. Pankow, 104 S., 20 Abb., kart. ●

Das japanische Brettspiel Go
(**2020**-1) Von W. Dörholt, 104 S., 182 Diagramme, kart. ●

Mah-Jongg
Das chinesische Glücks-, Kombinations- und Gesellschaftsspiel. (**2030**-9) Von U. Eschenbach, 80 S., 30 s/w-Fotos, 5 Zeichn., kart. ●

Backgammon
für Anfänger und Könner. (**2008**-2) Von G.W. Fink und G. Fuchs, 104 S., 41 Abb., kart. ●

Das Backgammon-Handbuch
(**4422**-4) Von E. Heyken, M.B. Fischer, 232 S., 400 Abbildungen, Pappband. ●●●●

Würfelspiele
für jung und alt. (**2007**-4) Von F. Pruss, 112 S., 21 s/w-Zeichnungen, kart. ●

Roulette richtig gespielt
Systemspiele, die Vermögen brachten (**0121**-5) Von M. Jung, 96 S., zahlreiche Tabellen, kart. ●

Gesellschaftsspiele
für drinnen und draußen. (**2006**-6) Von H. Görz, 112 S., kart. ●

Spiele für Party und Familie
(**2014**-7) Von Rudi Carrell, 80 S., 22 Zeichnungen kart. ●

Neue Spiele für ihre Party
(**2022**-8) Von G. Blechner, 112 S., 54 Zeichnungen, kart. ●

Lustige Tanzspiele und Scherztänze
für Partys und Feste. (**0165**-7) Von E. Bäulke, 80 S., 53 Abb. kart. ●

Das Spiel mit der Schwerkraft
Jonglieren
mit Bällen, Keulen, Ringen und Diabolo (**1009**-5) Von S. Peter, 80 S., 149 Farbfotos, kartoniert. ●●

Magische Zaubereien
(**0672**-1) Von W. Widenmann, 64 S., 31 Zeichnungen, kart. ●

Zaubertricks für Anfänger und Fortgeschrittene
(**0282**-3) Von J. Merlin, 160 S., 113 Abb., kart. ●●

Zaubern
einfach – aber verblüffend. (**2018**-X) Von D. Bouch, 84 S., 41 Zeichnungen, kart. ●

Scherzfragen, Drudel und Blödeleien
gesammelt von Kindern. (**0506**-7) Hrsg. von W. Pröve, 80 S., 57 Zeichnungen, kart. ●

Kinderspiele
die Spaß machen. (**2009**-0) Von H. Müller-Stein, 104 S., 28 Abb., kart. ●

Kinderspiele mit Buchstaben und Wörtern
(**1041**-9) Von Dr. U. Vohland, 96 S., 53 Zeichnungen, kartoniert. ●

Spiele für Kleinkinder
(**2011**-2) Von D. Kellermann, 80 S., 23 Abb., kart. ●

Spiel und Spaß am Krankenbett
für Kinder und die ganze Familie. (**2035**-X) Von H. Bücken, 96 S., 97 Zeichnungen, kart. ●

Spiele im Freien
(**2038**-4) Von G. Wagner, 88 S., 20 zweif. Zeichnungen, kartoniert. ●

Guten Tag, Kinder!
Neue Texte mit Spielanleitungen fürs Kasperletheater. (**0861**-9) Von U. Lietz, 96 S., 18 s/w-Zeichnungen, kart. ●

Kasperletheater
Spieltexte und Spielanleitungen · Basteltips für Theater und Puppen. (**0641**-1) Von U. Lietz, 114 S., 4 Farbtafeln, 12 s/w-Fotos, 39 Zeichnungen, kart. ●

Kindergeburtstage, die keiner vergißt
Planung, Gestaltung, Spielvorschläge. (**0698**-5) Von G. und G. Zimmermann, 104 S., 80 Vignetten, kart. ●

Kindergeburtstag
Vorbereitung, Spiel und Spaß. (**0287**-4) Von Dr. I. Obrig, 136 S., 40 Abb., 11 Zeichnungen, 9 Lieder mit Noten, kart. ●

Knobeleien und Denksport
(**2019**-8) Von K. Rechberger, 142 S., 105 Zeichnungen, kart. ●

Das Super-Kreuzwort-Rätsel-Lexikon
Über 150.000 Begriffe. (**4279**-5) Von H. Schiefelbein, 688 S., Pappband. ●●

Riesen-Kreuzwort-Rätsel-Lexikon
über 250.000 Begriffe. (**4197**-7) Von H. Schiefelbein, 1024 S., Pappband. ●●●

Computerbücher und Software

FALKEN Computer Lexikon
(**4185**-3) 312 S., 173 s/w-Fotos, Pbd. ●●●

Computer-Grundwissen
Eine Einführung in Funktion und Einsatzmöglichkeiten. (**4302**-3) Von W. Bauer, 176 Seiten, 193 Farb- und 12 s/w-Fotos, 37 Computergrafiken, kart. ●●● (4301) Pbd. ●●●●

Grundwissen Informationsverarbeitung
(**4314**-7) Von H. Schiro, 312 S., 59 s/w-Fotos, 133 s/w-Zeichnungen, Pappband. ●●●●●

Computergrafik
Von den Grundlagen bis zum perfekten 3 D-Programm. (**4319**-8) Von A. Brück, 296 S., 20 Farbtafeln, 180 s/w-Grafiken, 50 s/w- Zeichn., 83 Listings, Pappband. ●●●●●

Daten-Fernübertragung
Vom Akustikkoppler bis zum lokalen Netzwerk
(**4325**-2) Von P.C. den Heijer, R. Tolsma, ca. 288 S., zahlreiche Abb., kartoniert. ●●●●●

Microsoft Excel
Tabellenkalkulationen, Geschäftsgrafik und Datenbank im Selbststudium für alle Versionen bis 2.1. Mit Tutor-Diskette.
(**4333**-3) Von P. Vogel, M. Hofmann, 176 S., 112 zweifarbige Abb., kartoniert. ●●●●●

Microsoft Word
Textverarbeitung, MailMerge und Desktop Publishing im Selbststudium
Für alle Versionen bis 4.0
(**4328**-7) Von A. Görgens, 160 S., 120 Abbildungen, kart. ●●●●

dBASE III PLUS dBASE IV
Der einfache Weg zur individuell programmierten Datenbank
Mit Tutor-Diskette
(**4326**-0) Von P. Vogel, Th. Kregeloh, M. Hofmann, 272 S., 63 Abb., kart. ●●●●●

Open Access II
Textverarbeitung, Kalkulation und Datenverarbeitung im Selbststudium
(**4327**-9) Von A. Görgens, 184 S., 108 Abbildungen, kart. ●●●●

Desktop Publishing
Setzen und Drucken auf dem Schreibtisch.
(**4323**-6) Von A. Görgens, 120 S., 11 s/w-Fotos, 72 Zeichnungen, kart. ●●●

Garantiert BASIC lernen mit dem C 128
Mit kompletter Kurs-Diskette
(**4321**-X) Von A. Görgens, 288 S., 4 s/w-Fotos, 83 Zeichnungen, kart. ●●●●●

WordStar Praxis professionell
Für die Versionen 3.4/3.45/4.0
Erweiterungen · Praxis-Tips · Datenaustausch · Desktop Publishing. (**4324**-4) Von A. Görgens, 172 S., 2 s/w-Fotos, 2 s/w- Zeichnungen, 116 s/w-Grafiken, kart. ●●●●

Desktop Publishing: Typographie und Layout
Seiten gestalten am PC. Für Einsteiger und Profis
(**4330**-9) Von Dr. H. D. Baumann, M. Klein, ca. 280 S., zahlreiche zweifarbige Abb., Pappband. ●●●●●

Einführung in Pascal
Garantiert Pascal lernen durch schrittweise Erarbeitung
(**4329**-5) Von R. Röder, ca. 160 S., durchgehend zweifarbig, kartoniert. ●●●●

Heimcomputer-Bastelkiste
Messen, Steuern, Regeln mit C 64-, Apple II-, MSX-, TANDY-, MC-, Atari- und Sinclair-Computern. (**4309**-0) Von G.A. Karl, 256 S., 160 Zeichnungen, kart. ●●●●

Schach mit dem Computer
(**0747**-7) Von D. Frickenschmidt, 140 S., 112 Diagramme, 29 s/w-Fotos, 5 Zeichnungen, kart. ●●

Einstellungstests
Die optimale Vorbereitung für Bewerber
(**7013**-6) Wendediskette für C 64/C 128 PC, mit Begleitheft. ●●●●*

Ego-Tests
Sich und andere besser erkennen und verstehen
(**7012**-8) Diskette für IBM PC und kompatible (MS DOS), mit Begleitheft. ●●●●●*

Schnell und sicher zum
Führerschein
Intensivtraining mit dem amtlichen Fragenkatalog
(**7011**-X) Wendediskette für C 64/C 128 PC, mit Begleitheft und Fragenkatalog.
(**7024**-1) für Atari ST 520/1040, mit Begleitheft,
(**7029**-2) für Amiga, mit Begleitheft
●●●●●*

Maschinenschreiben
In 10 Tagen spielend gelernt
IBM PC und Kompatible
(**7008**-X) Disk. für C 64/C 128 PC, ●●●●*

Maschinenschreiben und Tastaturtraining für Computer
(**7009**-8) Von B. Hoppius, Diskette 5 1/4'' u. 3 1/2'' für IBM PC + Kompatible, mit Begleitheft. ●●●●●*

Das komplette Schachprogramm
(**7006**-3) Diskette für C 64/C 128 PC, mit Begleitheft ●●●●●*

Zug um Zug Schach für jedermann 1
Offizielle Schach-Lernsoftware des Deutschen Schachbundes zur Erringung des Bauerndiploms
(**7015**-2) Diskette für C 64/C 128 PC mit Begleitheft,
(**7005**-1) Diskette für Atari ST 520/1040, mit Begleitheft. ●●●●●*

TEXAD
Text- und Adressenverwaltung
Mit Musterbriefen und Formularen für den privaten und geschäftlichen Bereich
(**7017**-9) für IBM-PC und Kompatible, Disk. 5 1/4'', mit Begleitheft. Einführungspreis bis 11.10.90 **DM 198,–;** S 1980,–; Fr 193.30, danach **DM 258,–;** S 2580,–; Fr 251.70.
(**7048**-9) Diskette 3 1/2'', mit Handbuch. ●●●●●*
(**7049**-7) Demo-Version 5 1/4'', o. Handbuch. ●●*
(**7050**-0) Demo-Version 3 1/2'', o. Handbuch. ●●*

DOS-Tutor
DOS lernen, üben und beherrschen
(**7020**-9) Diskette 5 1/4'' für IBM PC + Kompatible, mit Begleitheft. ●●●●●*
(**7021**-7) Diskette 3 1/2'' für IBM PC + Kompatible, mit Begleitheft. ●●●●●*

Wirtschaftsrechnen in Beruf und Alltag
(**7037**-3) Diskette für IBM PC + Kompatible, mit Begleitheft. ●●●●●

Vokabeltrainer Englisch
Über 2000 Vokabeln und Redewendungen
(**7001**-2) 2 Disk. für C 64/C 128 PC, mit Begleitheft
(**7007**-1) Disk. für Atari ST 520/1040, mit Begleitheft. ●●●●●*

Take a Trip to Britain
Spielend Englisch lernen mit dem Computer
(**7004**-7) Diskette für C 64/C 128 PC, mit Begleitheft. ●●●●*
(**7039**-X) Diskette 5 1/4'' für IBM PC + Kompatible, mit Begleitheft. ●●●●●*

The Grammar Master
(**7002**-0) Diskette für C 64/C 128 PC, mit Begleitheft. ●●●●*
(**7030**-6) für IBM-PC + Kompatible, mit Begleitheft, ●●●●●*
(**7031**-4) für Atari ST 520/1040 mit Begleitheft, ●●●●●*
(**7032**-2) für Amiga, mit Begleitheft. ●●●●●*

Vokabeltrainer Französisch
Über 2000 Vokabeln und Redewendungen
(**7018**-7) Systemdisk. + Wendedisk. f. C 64/C 128 PC, mit Begleitheft, (**7019**-5) Disk. für IBM-PC und Kompatible, mit Begleitheft. ●●●●●*

Bon voyage
Spielend Französisch lernen mit dem Computer
(**7036**-5) Diskette für IBM PC + Kompatible, mit Begleitheft. ●●●●●*

Vokabeltrainer Latein
Über 2000 Vokabeln und Redewendungen frei erweiterbar
(**7022**-5) Von B. Hoppius, 2 Wendedisketten für C 64/C 128 PC, mit Begleitheft.
(**7033**-0) Diskette für IBM PC + Kompatible, mit Begleitheft. ●●●●●*

Börsenfieber
Spielend spekulieren mit Geld und Aktien
(**7016**-0) Für IBM-PC und Kompatible, Diskette 5 1/4'', mit Begleitheft.
(**7026**-8) für C 64/C 128 PC, mit Begleitheft,
(**7027**-6) für Atari ST 520/1040, mit Begleitheft,
(**7028**-4) für Amiga, mit Begleitheft. ●●●●●*
(**7044**-6) für IBM PC + Kompatible, Diskette 3 1/2'', mit Begleitheft. ●●●●●*
(**7038**-1) für C 64/128 C Kassette, mit Begleitheft. ●●●●*

Video

Kochschule mit Paul Bocuse
Der Meisterkoch verrät die Geheimnisse der französischen Küche
(**6016**-5) VHS, 60 Min., in Farbe, mit Begleitheft. ●●●●●*

Hobby Aquarellmalen
Landschaft und Stilleben
(**6022**-X) VHS, 40 Min., in Farbe, mit Begleitheft. ●●●●*

Hobby Ölmalerei
Landschaft und Stilleben
(**6025**-4) VHS, 40 Min., in Farbe, mit Begleitheft. ●●●●*

Perfekt Stricken
Neue Techniken Schritt für Schritt
(**6007**-6) VHS, 51 Min., in Farbe, mit Begleitheft. ●●●●*

Hobby Salzteig
Rezepte/Techniken/Modelle
(**6010**-6) VHS, 35 Min., in Farbe, mit Begleitheft. ●●●*

Basteln mit Kindern
(**6041**-6) VHS, 60 Min., in Farbe, mit Vorlagen in Originalgröße, mit Begleitheft. ●●●*

Die Modelleisenbahn
Anlagenbau in Modultechnik
(**6028**-9) VHS, 30 Min., in Farbe. ●●●●*

Karate
Einführung und Grundtechniken
(**6037**-8) VHS, 45 Min., in Farbe, mit Begleitheft. ●●●●*

Fit und Gesund
Körpertraining und Bodybuilding zu Hause
(**6013**-0) VHS, 30 Min., in Farbe, mit Begleitheft. ●●●●*

Pflanzenjournal
Blumen- und Pflanzenpflege im Jahreslauf
(**6036**-X) VHS, 30 Min., mit Begleitheft. ●●●●*

Schnitt und Pflege von Bäumen und Sträuchern
(**6050**-5) VHS, 45 Min., in Farbe, mit Begleitheft. ●●●●*

Aktfotografie
Gestaltung/Technik/Spezialeffekte
Interpretationen zu einem unerschöpflichen Thema
(**6001**-7) VHS, 60 Min., in Farbe, mit Begleitheft. ●●●●●*

Golf
(**6053**-X) VHS, 60 Min., in Farbe, mit Begleitheft. ●●●●●*

TELE-SKI
Skigymnastik perfekt
(**6052**-1) VHS, 60 Min., in Farbe, mit Begleitheft. ●●●●●*

Internationale Deutsche Rallye-Meisterschaft '89
(**6045**-8) VHS, 60 Min., in Farbe, mit Begleitheft. ●●●●*

Videografieren
Technik/Bildgestaltung/Schnitt/Vertonung
Filmen mit Video 8
(**6031**-9) VHS,
(**6033**-5) Beta, (**6034**-3) Video 8,
60 Min., in Farbe, mit Begleitheft. ●●●●●*

Videografieren perfekt
Profitricks für Aufnahmetechnik und Nachbearbeitung
(**6042**-4) VHS, (**6043**-2) Beta, (**6044**-4) Video 8, 60 Min., in Farbe, mit Begleitheft. ●●●●●*

Streicheleinheiten für Körper und Seele
Körper Massage
(**6051**-3) VHS, 45 Min., in Farbe, mit Begleitheft. ●●●●●*

Reiseziel **New York**
Die schönsten Sehenswürdigkeiten, präzise Informationen, praktische Tips
(**6048**-3) VHS, 60 Min., in Farbe, mit Begleitbroschüre. ●●●●●*

Reiseziel **Kalifornien**
San Franzisko und die schönsten Ziele in Kalifornien.
Präzise Informationen und praktische Tips
(**6049**-1) VHS, 60 Min., in Farbe, mit Begleitbroschüre. ●●●●●*

Reiseziel **Florida**
(**6054**-8) VHS, 60 Min., in Farbe, mit Begleitheft. ●●●●●*

Reiseziel **USA**
(**6055**-6) VHS, 60 Min., in Farbe, mit Begleitheft. ●●●●●*

Reiseziel **Irland**
(**6059**-9) VHS, 60 Min., in Farbe, mit Begleitheft. ●●●●●*

Reiseziel **DDR**
(**6061**-0) VHS, 60 Min., in Farbe, mit Begleitheft. ●●●●●*

Info-Tour USA
Die Highlights aus dem FALKEN Reiseprogramm
(**6060**--2) VHS, 30 Min., in Farbe, mit Begleitheft. ●

Gesund durch Gedankenenergie
Heilung im gemeinsamen Kraftfeld
(**6035**-1) VHS, 45 Min., in Farbe, mit Begleitheft. ●●●●●*

Körpersprache
verstehen und deuten
(**6046**-7) VHS, 60 Min., in Farbe, mit Begleitheft. ●●●●●*

Das erfolgreiche Vorstellungsgespräch
(**6047**-5) VHS, 60 Min., in Farbe, mit Begleitheft. ●●●●●*

Bestellschein

Erfüllungsort und Gerichtsstand für Vollkaufleute ist der jeweilige Sitz der Lieferfirma. Für alle übrigen Kunden gilt dieser Gerichtsstand für das Mahnverfahren. Falls durch besondere Umstände Preisänderungen notwendig werden, erfolgt Auftragserledigung zu dem bei der Lieferung gültigen Preis.

Ich bestelle hiermit aus dem Falken-Verlag GmbH, Postfach 11 20, D-6272 Niedernhausen/Ts., durch die Buchhandlung:

____

Ex. ________________

Ex. ________________

Ex. ________________

Ex. ________________

Name: __________ Datum: __________

Straße: __________

Ort: __________ Unterschrift: __________

Die hier vorgestellten Bücher, Videokassetten und Software sind in folgende Preisgruppen unterteilt:

- ● Preisgruppe bis DM 10,–/S 79,–/SFr.10
- ●● Preisgruppe über DM 10,– bis DM 20,– S 80,– bis S 160,– SFr. 10,– bis SFr. 20,–
- ●●● Preisgruppe über DM 20,– bis DM 30,– S 161,– bis S 240,– SFr. 20,– bis SFr. 29,–
- ●●●● Preisgruppe über DM 30,– bis DM 50,– S 241,– bis S 400,– SFr. 29,– bis SFr. 48,–
- ●●●●● Preisgruppe über DM 50,–/S 401,–/SFr.48,–

*(unverbindliche Preisempfehlung)

Die Preise entsprechen dem Status beim Druck dieses Verzeichnisses (s. Seite 1) – Änderungen, im besonderen der Preise, vorbehalten –

Falken-Verlag GmbH · Postfach 1120 **D-6272 Niedernhausen/Ts. · Tel.: 06127/7020**